Knaur

Bernd Neumann ■ PD Dr. med. Detlef Dietrich

Depression ist kein Schicksal

Knaur

Bernd Neumann ▪ PD Dr. med. Detlef Dietrich

Depression ist kein Schicksal

- Die besten Therapien und Heilmethoden
- Wirksame Hilfe für Betroffene und Angehörige

www.knaur.de

Inhalt

Vorwort

Die Weltgesundheitsorganisation (WHO) berichtete kürzlich, dass Depressionen nach den Herz-Kreislauf-Erkrankungen bald weltweit die Hauptursache für schwerwiegende gesundheitliche Beeinträchtigungen sein werden. Obwohl das Bewusstsein für diese Problematik zunimmt, besteht doch großer Bedarf an aktuellen und fundierten Informationen dazu. Es kommt nicht nur darauf an, dass Ärzte über ein ausreichendes Wissen zu Früherkennung, Diagnose und Behandlung verfügen, sondern vor allem auf das rechtzeitige Erkennen dieser Krankheitsform seitens der Betroffenen oder deren Angehörigen: Je früher eine Depression erkannt wird, desto besser lassen sich weitreichende Folgen abwenden; schwere depressive Störungen ziehen nämlich häufig partnerschaftliche, berufliche und auch gesundheitliche Probleme nach sich. Umso wichtiger erscheint eine an den Bedürfnissen des Lesers/der Leserin orientierte Information. Dieses Buch will deshalb die Problematik der Depression nicht nur kompetent und differenziert darstellen, sondern das Thema auch in einer allgemein verständlichen Weise erörtern. Damit wendet es sich an Angehörige von Betroffenen sowie an die Betroffenen selbst. Aber es gibt auch Menschen eine Hilfestellung, die wissen wollen, ob bei ihnen oder einer vertrauten Person eine depressive Störung vorliegen könnte. Entsprechend daran orientiert sich die Länge der einzelnen Kapitel: Ausführlicher werden die Behandlungsformen erläutert, bei denen Betroffene bzw. Angehörige selbst die Initiative ergreifen können; auch Behandlungsverfahren, von denen man vielleicht schon einmal gehört hat, aber wenig konkrete Vorstellungen darüber besitzt, werden erläutert. Das Buch soll auf diesem Weg dazu beitragen, Depressionen rechtzeitig zu erkennen; außerdem soll es die Motivation Betroffener für eine Therapie erhöhen, um dadurch mögliche Folgen im sozialen Umfeld sowie körperliche Auswirkungen zu verhindern.

Depressionen sind heilbar

Lassen Sie uns hier zwei häufige Missverständnisse aus dem Wege räumen. Depressionen sind etwas grundsätzlich anderes als Trauer oder eine Form des »Nicht gut drauf Seins«. Nicht gut drauf sind wir alle mal – weil wir den Bus verpasst haben, weil ein stressreicher Tag bevorsteht, weil wir schlecht geschlafen haben, oder, oder, oder. Doch die schlechte Laune vergeht meist nach wenigen Stunden, schlimmstenfalls Tagen. Trauer dagegen ist unsere Reaktion auf einen persönlichen Verlust, sei es der Tod eines geliebten Menschen, eines Haustiers oder auch das Ende einer Beziehung. Die dadurch ausgelöste niedergedrückte Stimmung unterscheidet sich grundlegend von einer Depression, da sie sich zielgerichtet auf einen realen Verlust bezieht und weil sie Abschiednehmen und die Perspektive auf eine neue Zukunft vereint. Der alte Spruch »Das Leben geht weiter« trifft genau den Kern der Sache. Das andere Missverständnis betrifft die Schicksalhaftigkeit von Depressionen: Einmal depressiv, immer depressiv? Durchaus nicht. Wird die Krankheit erkannt – was leider nicht immer der Fall ist – und richtig behandelt, so stehen die Chancen gut, dass Depressionen gar nicht mehr wiederkehren oder aber seltener und weniger stark ausgeprägt sind. Dazu werden wir Ihnen viele Behandlungsmethoden vorstellen. Doch zunächst einmal wollen wir versuchen, die Krankheit zu verstehen. Noch ein kurzer Hinweis: Aus Gründen der Vereinfachung sprechen wir von »dem« Depressionskranken bzw. depressiven Patienten und ersparen uns und Ihnen damit Formen wie »der/die Depressionskranke« bzw. »der/die depressive Patient/in«. Gemeint sind natürlich stets – außer es wird ausdrücklich auf ein bestimmtes Geschlecht verwiesen – beide Geschlechter.

PD Doz. Dr. med. Detlef E. Dietrich, Bernd Neumann
März 2005

Zusammenhänge verstehen – die Symptome

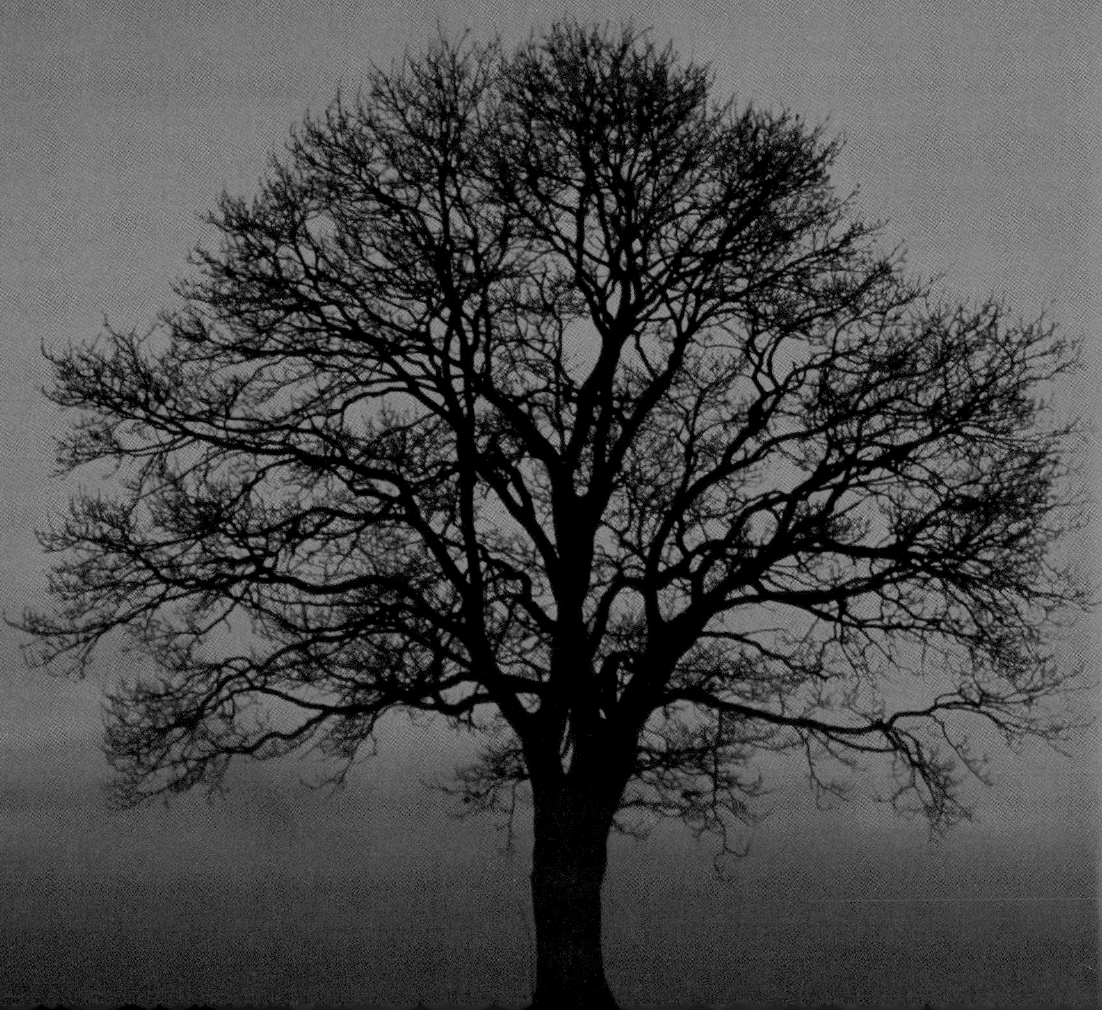

Depressionen im Sinne einer Krankheit sind keine Stimmungstiefs: Sie betreffen den ganzen Menschen, sein körperliches Befinden, seine Stimmungen und Gefühle, sein Denken. Sie führen zu Problemen mit der sozialen Umwelt, oftmals einem falschen Selbstbild und einer tief empfundenen Hoffnungslosigkeit, die keine Hilfe von außen mehr erwartet oder sogar zulässt.

Verhaltensmuster

Depressionen betreffen den Menschen in seiner Ganzheit, so dass naturgemäß auch die Symptome sehr vielfältig sein können. Folgende Bereiche können betroffen sein, die man als ungewöhnliches oder »unnormales« Verhalten bei sich oder dem anderen feststellen kann:

1. Stimmung und Gefühle
   (der Fachmann spricht von »Affektivität«)
2. Antrieb
3. Willen
4. Empfinden und Fühlen
5. Wahrnehmung
6. Denken, Erkennen, Erinnern, Urteilen, Konzentration
7. Ausdruck und Kommunikation
8. Vegetatives Nervensystem (Körpersymptome)
9. Steuerung biologischer Rhythmen (z. B. Schlaf)
10. Selbsterhaltung (damit ist die Gefährdung der eigenen Person gemeint, im Sinne von Selbsttötungsgedanken)

Lassen Sie uns gemeinsam den Versuch unternehmen, die Symptome im Einzelnen aufzuzeigen und zu untersuchen. Nur auf diesem Weg kann man sich ein wenig in die Lage eines Depressiven hineinversetzen, was wichtig für das Erkennen und eine zielgerichtete Behandlung ist.

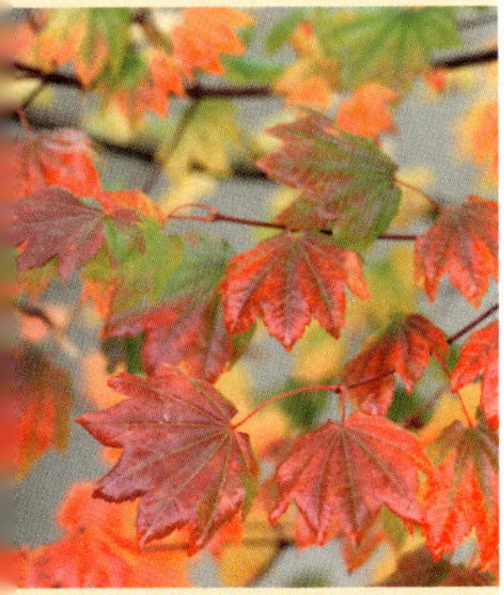

Auch der deutsche Schriftsteller Erich Kästner (1899 bis 1974) wusste offenbar um das Wesen der Depression, meinte er doch, dass die Trauer ganz ohne Grund kommt und geht, dass man angefüllt ist mit nichts als Leere.

Emotional – Stimmung, Gefühle und Antrieb

Wenn man sich als Nicht-Depressiver in die Stimmungslage eines Depressiven hineinversetzen möchte, macht man leicht einen zentralen Fehler, indem man sich Depressivität als reine, uns allen bekannte Traurigkeit vorstellt. Sie sind vielleicht traurig, wenn ein geliebter Mensch Ihren Geburtstag vergessen hat oder wenn Sie sich auf ein nettes Beisammensein mit jemandem gefreut haben, der dann aus mehr oder weniger guten Gründen absagt. Der Depressive empfindet dagegen eher so etwas wie eine tiefe Niedergeschlagenheit oder auch – wie es einmal treffend genannt wurde – ein »Gefühl der Gefühllosigkeit«. Dieses »Gefühl der Gefühllosigkeit« macht es Depressionskranken oft sogar unmöglich, echte Trauer oder Traurigkeit in vollem Umfang zu spüren. Während der Gesunde beispielsweise tiefe Trauer über den Tod eines Angehörigen verspürt, kann der schwer Depressionskranke davon scheinbar fast oder sogar tatsächlich vollkommen unberührt bleiben.

Irrationale Ängste

Zumeist gehen mit dieser labilen Emotionslage auch viele Angstgefühle einher; diese können in sehr unterschiedlicher Art und Weise auftreten. Am beunruhigendsten für den depressiven Patienten ist dabei meist das Auftreten einer diffusen Angst, die sich gewissermaßen auf alles und nichts richten kann, also kein benennbares Ziel hat. Die Angst kann sich aber auch ganz konkret äußern, so dass der Depressionskranke beispielsweise Angst vor bestimmten Situationen – etwa Einkaufen zu gehen – oder bestimmten »Dingen« verspürt. Das können beispielsweise Spinnen im Schlafzimmer oder Mikroben auf dem Essgeschirr sein. Oder aber es tritt eine plötzliche Angst vor der – in Wahrheit recht geringen – Gefahr eines Stromschlags durch elektrische Geräte auf.

Spaß? Was ist das?

Ein weiteres Symptom ist die Unfähigkeit zu genießen (»Anhedonie«). Das zeigt sich unter anderem daran, dass der Kranke ein gutes Essen, schönes Wetter, eine idyllische Landschaft, das Beisammensein mit Freunden – oder was auch immer dem Menschen Spaß bereitet – nicht genießen kann. Nichts kann Freude oder gar Begeisterung bei ihm auslösen. Hinzu kommt noch der fehlende oder mangelnde Antrieb: Man kann sich einfach nicht aufraffen etwas zu unternehmen. Wozu auch, macht doch ohnehin nichts Spaß, ist doch alles Grau in Grau und womöglich auch noch mit Angst besetzt. So verharrt der Depressive in einem Zustand der Untätigkeit (»Agonie«), die in schweren Fällen soweit führt, dass er seinen Körper tatsächlich nicht mehr bewegen kann.

Die drei Hauptsymptome

Drei Störungen bilden den Kern der depressiven Symptome; Fachleute nennen dies die »symptomatologische Basis-Trias« der Depression:

- das »Gefühl der Gefühllosigkeit«
- die Genussunfähigkeit
- die Antriebslosigkeit

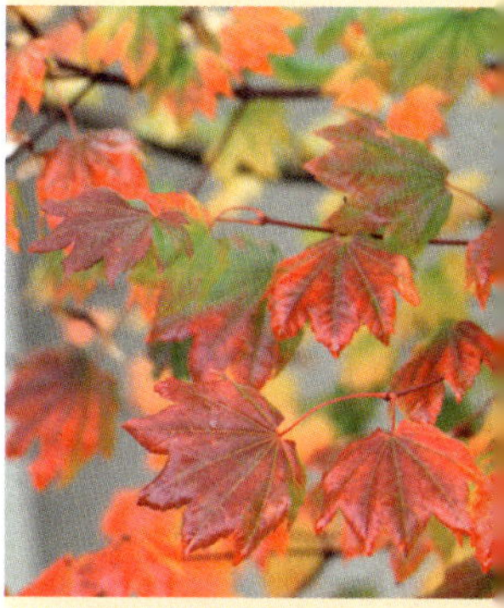

»Der Spaß ist unerschöpflich, nicht der Ernst.« Jean Paul, eigentlich: Johann Paul Friedrich Richter, deutscher Dichter, Publizist und Pädagoge (1763 bis 1825).

Rational – typische Denkmuster

Auch die so genannten kognitiven Funktionen (Denken, Konzentration, Wahrnehmen, Erkennen, Erinnern und Urteilen) sind bei Depressiven häufig eingeschränkt – neun von zehn Depressionskranken leiden darunter. Was das Denken und die Denkprozesse angeht, so ist meist eine Einschränkung auf bestimmte Themen und ewig gleiche Gedankengänge zu beobachten. Der Depressive grübelt immer wieder über ein und dasselbe nach und findet keine Lösung.

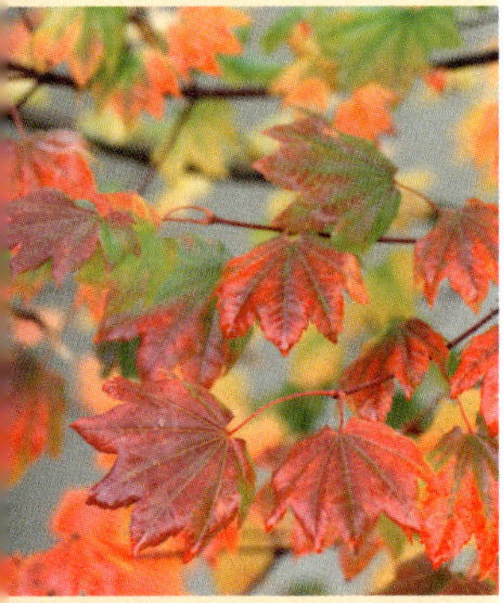

Um Verständnis für das Verhalten eines Depressionskranken aufbringen zu können, ist es nötig, sich in die Welt des Kranken einzufühlen. Einen wichtigen Beitrag dazu können Erfahrungsberichte Betroffener leisten, beispielsweise das Tagebuch der 33-jährigen Simone, das im Internet unter www.kasimone.de zugänglich ist.

Wo ist der Ausgang?

Wer kennt das nicht: Man möchte ein Problem unbedingt beseitigen, eine Situation klären. Doch wir finden keine Lösung, so oft wir auch darüber nachdenken. Der beste Weg ist zumeist – und den beschreiten Gesunde früher oder später – das Problem eine Weile aus den aktiven Gedankengängen zu verbannen. Entweder fällt uns dann spontan irgendwann die Lösung ein oder das Problem erledigt sich von selbst, indem z. B. andere die Initiative ergreifen. Dieses Beiseitelegen, mal eine Nacht darüber zu schlafen, auf eine »Eingebung« zu hoffen, ist Depressionskranken oft nicht möglich. Gebetsmühlenartig drehen sich die Gedanken im Kreis, ausweglos, hoffnungslos. Dies ist Ausdruck einer Verlangsamung und gleichzeitig Einengung des Denkens.

Wie in einem schlimmen Traum

Versuchen Sie sich einmal an Träume zu erinnern, aus denen Sie schweißgebadet aufgewacht sind: Sie stecken in einer wie auch immer gearteten angstbesetzten Situation und suchen nach dem Ausgang, um »dem Entsetzlichen« zu entkommen. Sie wissen genau, dass Sie den Schlüssel zur Lösung des Problems haben. Sie wissen nur nicht, wo er steckt oder wie Sie ihn benutzen müssen. Diese Art von Träume mag wohl niemand. Doch sie vermitteln ein Gefühl für das, was der schwer Depressionskranke Tag für Tag bei vollem Bewusstsein erlebt: eine Welt, deren Geheimnisse sich nicht mehr wie üblich rasch offenbaren, eine Welt, die zu ergründen die Mittel fehlen bzw. die nicht (mehr) verfügbar sind. Übrigens: Nicht unähnlich dürften sich Demenzkranke (z. B. Alzheimer-Patienten) fühlen – wenngleich aufgrund völlig anderer Ursachen und meist stärker ausgeprägt. Auch ihnen entgleitet das Hier und Jetzt, auch sie geraten gedanklich in Endlosschleifen, auch für sie verlieren Leben und Alltag an Durchschaubarkeit und Struktur.

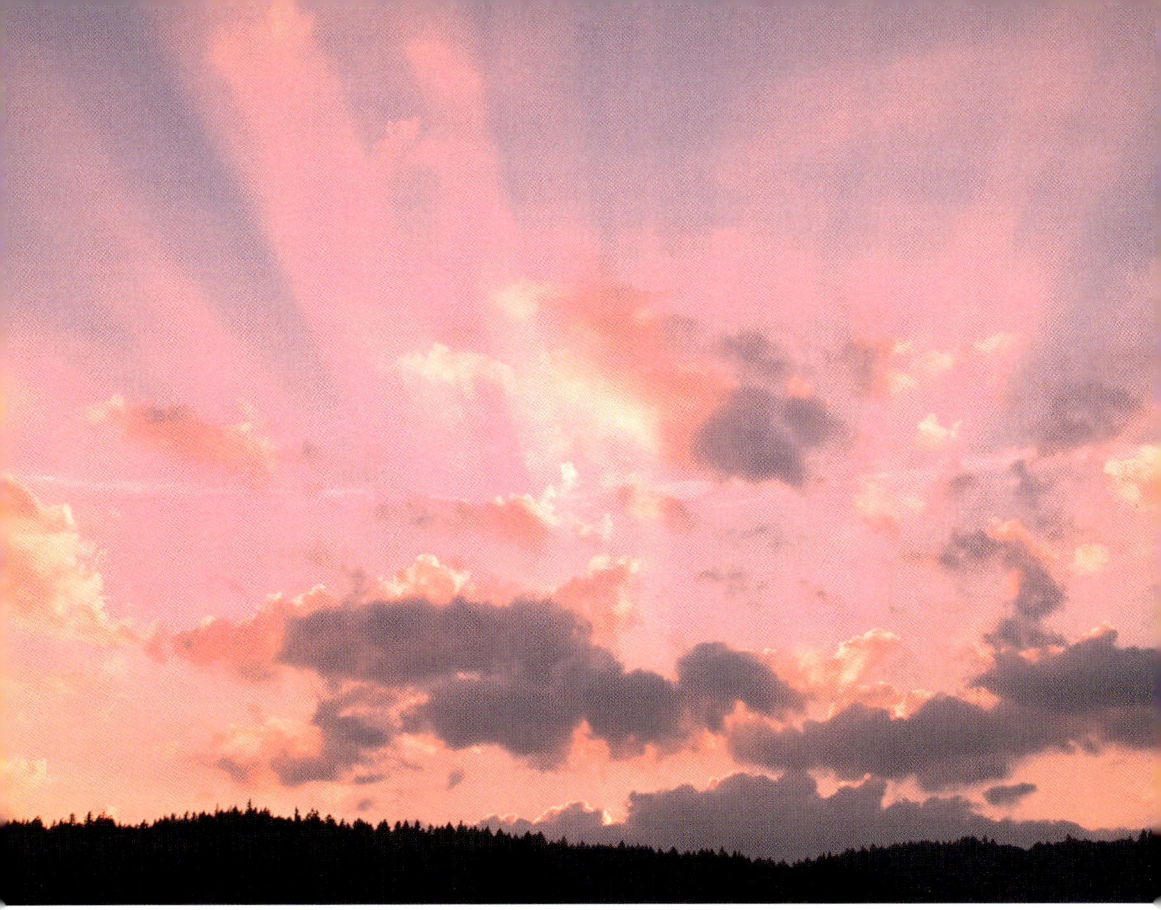

Die Welt verliert ihre Farben

Mit der Einengung des Denkens sowie einer häufig zu beobachtenden Schwäche des Konzentrationsvermögens verarmt auch die Sprache des Depressionskranken. Nicht nur das Sprechen selbst wird oft leiser und langsamer, auch die Wortwahl ist reduziert. Der Demenzkranke erinnert sich nicht mehr an bestimmte Wörter; der Depressive verwendet sie nicht, weil sie in der Wahrnehmung seiner subjektiven Welt keine Entsprechung haben: schön, farbenfroh, anregend, spaßig, rührend – um nur einige Beispiele zu nennen. Denn auch die Wahrnehmung der Außenwelt verändert sich beim Depressionskranken: Sie wird weniger plastisch, weniger intensiv. So ist es kein Wunder, dass der Depressive sich nicht an der bunt blühenden Wiese im strahlenden Sonnenschein erfreuen kann, nimmt er sie doch nur als graues Einerlei wahr.

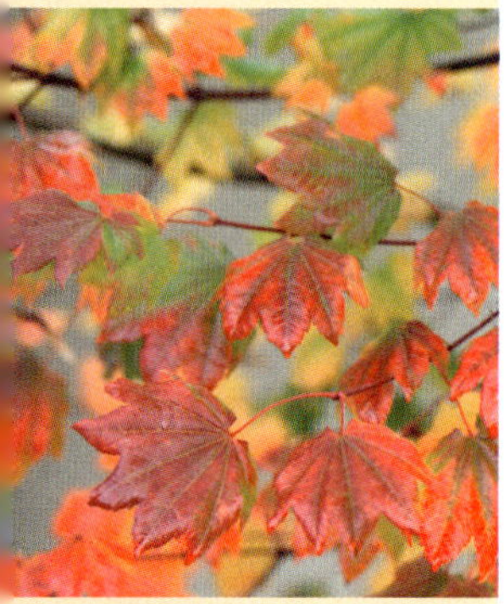

Verlieren Sie nicht den Mut! Depressionen können heutzutage sehr gut geheilt werden. Zwar glaubt der Depressionserkrankte oft nicht daran, aber Sie als Anverwandter oder Freund sollten sich immer dessen bewusst sein. Mut und Wille zum Durchhalten sind der Grundbaustein der Hilfe.

Von Schuld und Sühne

Depressionskranke fühlen sich oft schuldig. Sie nehmen die Schuld auf sich, dass der Partner fremd geht oder ein Alkoholiker ist, dass die Tochter behindert ist, dass der Vater sich selbst getötet hat, dass dieses oder jenes im Alltag nicht so funktioniert wie es sollte. Schuldzuweisungen wie diese werden oft einfach, aber zumeist falsch begründet: Hätte ich nicht dies oder jenes getan oder hätte ich so und so reagiert, wäre das alles nicht so gekommen.

Mag ja sein, dass die Schuldzuweisung in dem einen oder anderen Falle sogar stimmt. Der Depressionskranke hat nur keine natürlichen Mittel mehr, damit sinnvoll umzugehen. Die Reaktion hierauf – sprich die Depression – ist zudem fast immer sehr belastend. Genau da nämlich liegt der Unterschied zwischen depressiv und gesund: Der Depressive zieht sich – mit den zum Teil bereits genannten Symptomen – zurück, der Gesunde erkennt seine Fehler und unternimmt die geeigneten Maßnahmen, um diese zu tilgen. Oder aber, das ist vermutlich sogar die häufigere Strategie, er verdrängt sie.

Was ist real, was nicht?

In der Extremform des depressiven Schuldempfindens geht es um nicht mehr objektiv nachvollziehbare Schuld. Angenommen, Sie hätten zufällig in der Vorweihnachtszeit 2004 gewünscht, dass doch endlich eine neue Sintflut kommen möge, um diesem Geschenkewahn ein Ende zu bereiten. Hätten Sie sich dann schuldig gefühlt, als der Tsunami im ostasiatischen Raum mehr als 300.000 Opfer forderte? Wohl kaum, denn Sie wissen, dass Ihr Wunsch gewiss keine Auswirkungen auf die Bewegungen der Erdkruste hat, die zu dem Ereignis führten. Das sieht so mancher Depressionskranke aber ganz anders. Hatte er sich nicht gerade das gewünscht? Und hat er nicht die Bestätigung, dass seine Gedanken real werden: So wurde es doch auch Wirklichkeit, dass beispielsweise die Tochter eine Eins in Mathe schreiben würde, dass es morgen regnen würde etc., so wie er sich das gedacht und gewünscht hatte. Beides traf tatsächlich ein, beides wurde Wirklichkeit. So entsteht die abstruse Schlussfolgerung, dass er dann auch für die vielen Toten des Tsunami verantwortlich sein müsse. Diese extreme Form völlig unrealistischer Schuldzuweisungen nennt der Fachmann »Schuldwahn«. In diesem Zusammenhang können in seltenen gesteigerten Fällen auch Halluzinationen, also Wahnvorstellungen, auftreten, meist in Form von akustischen Halluzinationen, während derer eine »Stimme aus dem Off« dem Depressiven Vorwürfe macht, ihn für Dieses oder Jenes verantwortlich macht und schuldig spricht.

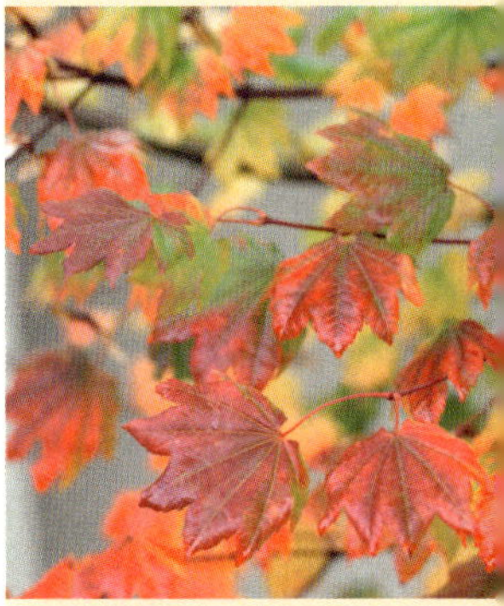

»Unter allen Leidenschaften der Seele bringt die Trauer am meisten Schaden für den Leib.« Thomas von Aquin, italienischer Theologe und Philosoph (1224/25 bis 1274), war selbst depressionskrank.

Körperliche Symptome

Zahlreiche körperliche Symptome können die Depression begleiten, zeitweise sogar die einzigen Symptome sein. Zu diesen Symptomen zählen:

- Abnahme des Appetits bis hin zur völligen Appetitlosigkeit mit Gewichtsverlust
- Häufiges und überreichliches Essen von Kohlenhydraten (bei der so genannten »Winterdepression«, siehe Seite 36)
- Abnahme der Libido (Lust auf Sex) bis hin zum Libidoverlust
- Herz-Kreislauf-Beschwerden (z. B. erhöhter Herzschlag)
- Magen-Darm-Störungen (z. B. Verstopfung)
- Übermäßiges Schwitzen
- Trockener Mund
- Schwindelgefühl
- Kopf- und Gliederschmerzen
- Seltsame bis bizarre Körperwahrnehmungen (z. B. das Wahrnehmen extrem großer bzw. kleiner Gliedmaßen)

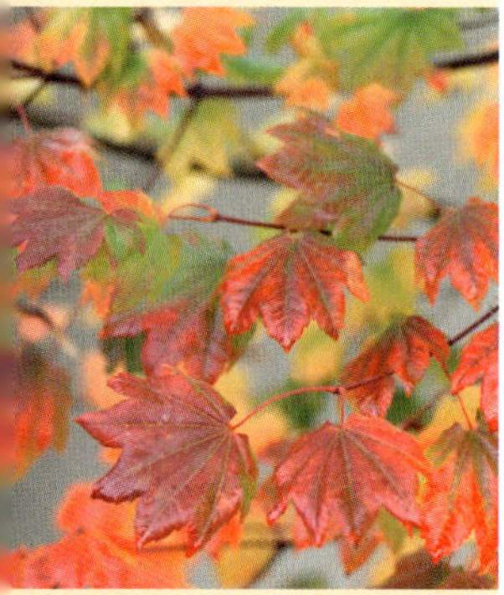

»Halte dir jeden Tag dreißig Minuten für deine Sorgen frei und mache in dieser Zeit ein Nickerchen.« Abraham Lincoln, US-amerikanischer Politiker und 16. Präsident der Vereinigten Staaten von Amerika (1809 bis 1865).

Wenn der Rhythmus nicht stimmt

Wohl die meisten von uns wissen, wie quälend es ist, mehrere Tage nacheinander aufgrund von drückenden Problemen nicht in den Schlaf zu finden: Immer wieder schreckt man hoch, kann nicht recht einschlafen oder ist bereits in aller Herrgottsfrühe wach, ohne wieder einschlafen zu können. Für die meisten Depressionskranken ist das bleierner Alltag.

Die innere Uhr

Unser Tag-Nacht-Rhythmus wird bestimmt durch ein kompliziertes Zusammenspiel verschiedener Faktoren:

- Äußere Zeitgeber wie Tageslicht und soziale Faktoren (z. B. Arbeitszeitbeginn und -ende, gemeinsame familiäre Tätigkeiten, Verabredungen mit Freunden etc.)
- Innere Zeitgeber wie Nervenaktivitäten und Hormone; sie werden durch die äußeren Zeitgeber immer wieder »neu eingestellt«. Studien haben ergeben, dass – fehlen die äußeren Zeitgeber vollständig – sich die meisten Menschen in ihrem Schlaf-Wach-Rhythmus auf einen Tag mit 25,3 Stunden einstellen.

Die Uhr tickt für Depressive anders

Das Zeiterleben und die innere Uhr Depressiver werden als unharmonisch wahrgenommen und empfunden. So haben sie nicht selten das Gefühl, die Zeit stehe fast still. Dass sie dies als sehr störend, manchmal sogar beunruhigend erleben, ist eigentlich kein Wunder, verlängert es doch die Zeit, die sie in ihrer negativ gefärbten Gedanken- und Gefühlswelt verharren.

Was die äußeren Zeitgeber angeht, so sind sie vor allem wichtig bei der saisonal bedingten Winterdepression (siehe Seite 36). Bei anderen Formen der Depression hingegen laufen offenbar die inneren Zeitgeber aus dem Ruder: Die meisten Depressiven werden zwei bis drei Stunden früher wach als normal – und zwar unabhängig von der Tageslänge im Sommer oder Winter. Hinzu kommt natürlich das Problem, dass der Depressionskranke – wie bereits gesagt – aufgrund seiner Grübeleien (»Denken im Kreis«) oft nicht einschlafen kann. Und wenn er denn doch in Morpheus Armen schlummert, aber beispielsweise durch ein Geräusch geweckt wird, nimmt er sofort wieder seine hoffnungslosen Gedankengänge auf. Folge: ein erneutes Einschlafen wird erschwert, wenn nicht sogar verhindert. Insgesamt ist die gesamte Schlafphase damit nachhaltig gestört, was nicht zuletzt neben weiteren psychischen auch zu körperlichen Problemen führen kann.

Konsequenzen des Schlafmangels

Es ist also einleuchtend, dass Depressive fast zwangsläufig unter beständigem Schlafmangel leiden; kein Wunder, dass sie deshalb tagsüber oft schläfrig werden. In der Konsequenz kann der Depressionskranke schon aus diesem Grunde tagsüber (z. B. im Beruf oder im familiären Umfeld) nicht die geforderten Leistungen erbringen – seine Konzentrationsfähigkeit ist nachhaltig aufgrund Übermüdung gestört. Dies wiederum reduziert natürlich sein ohnehin eingeschränktes Selbstwertempfinden: Er erbringt nicht die gewohnte Leistung, die er früher ja immer geschafft hatte, er hat nicht die notwendige Aufmerksamkeit für seine Familie oder andere Menschen. Ein klassischer Teufelskreis setzt damit ein: Man erhält am Tag ja sozusagen den Beweis für die eigene Ungenügsamkeit, die wiederum nachts den Schlaf verhindert. Bei depressionserkrankten Menschen können in diesem Zusammenhang sogar Gedanken an Selbsttötung herbeigeführt und verstärkt werden. Wir gehen an anderen Stellen noch ausführlicher auf die Möglichkeit der Selbsttötung ein. Hier deshalb nur so viel: Die genannten Symptome können den Depressiven dazu bringen, sein Leben als unwert oder als Belastung für andere wahrzunehmen. Dies gilt es unter allen Umständen zu verhindern.

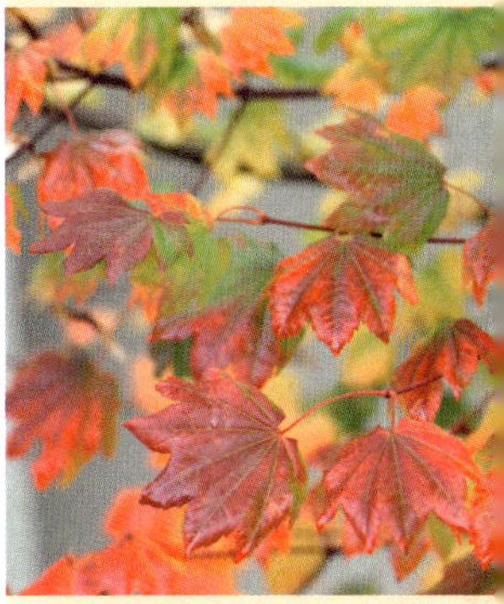

»Schlaf ist Hineinkriechen des Menschen in sich selbst.« Christian Friedrich Hebbel, deutscher Dichter und Dramatiker (1813 bis 1863).

Sicherheit erhalten – die Diagnose

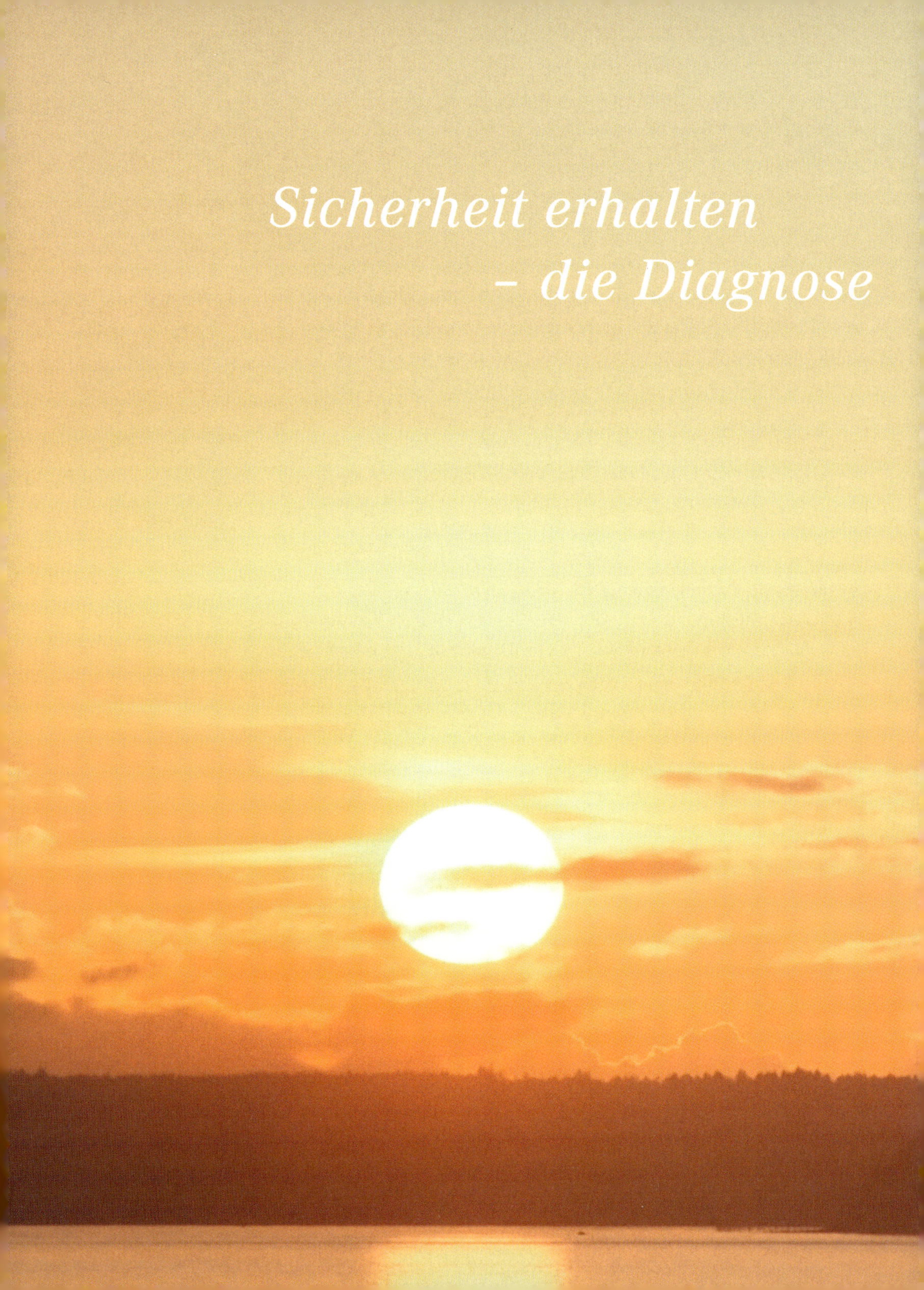

Eine Depression zu diagnostizieren ist nicht einfach – dazu bedarf es jahrelanger Erfahrung und zumeist auch einer entsprechenden Ausbildung. Das Hilfsmittel, das der Verwandte oder Freund anwenden kann, ist, dem Arzt die richtigen Fragen zu stellen.

Erkennen und Verstehen

Viele Hausärzte haben Schwierigkeiten, mildere Formen der Depressionskrankheit zu erkennen. Studien zufolge stellen sie nur bei jedem dritten tatsächlich depressiven Patienten die richtige Diagnose. Das bedeutet also, dass bei zwei von drei Patienten die Depression nicht erkannt wird. Ein ziemlich schlechtes Ergebnis, da die erste vorläufige Diagnose – die allerdings durch Fachärzte gesichert werden muss – eigentlich relativ einfach ist. Im letzten Kapitel haben Sie gelesen, welche Symptome typisch für eine depressive Erkrankung sind – ein anhaltendes Stimmungstief, das »Gefühl der Gefühllosigkeit«, Antriebsarmut, bestimmte kognitive Störungen (z.B. Erinnerung, Wahrnehmung), Schuldzuweisungen an sich selbst und diverse körperliche Beschwerden.

Die richtigen Fragen stellen

Versetzen wir uns einmal in die Lage eines nicht auf diesem Gebiet spezialisierten Hausarztes. Der Patient berichtet in der Regel zunächst von körperlichen Symptomen: Oftmals sind es Schlafstörungen, manchmal zusätzlich Verstopfung. Die meisten Ärzte reagieren dann auch direkt auf das Problem: Sie verordnen in der Regel etwas gegen die Schlafstörungen und/oder die Verstopfung. Das war's.

Was ein Arzt tun sollte, und was offenbar immerhin in 30 Prozent der Fälle geschieht, sollte eigentlich selbstverständlich sein: weiter zu fragen. Täte er das und würde er die richtigen Fragen stellen, so würde er den Depressiven wahrscheinlich erkennen.

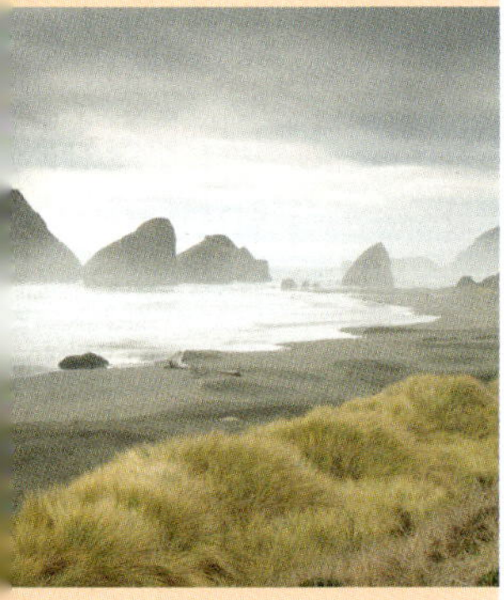

Vertrauen Sie sich einem Arzt an. Bedenken Sie immer: Eine Depression ist eine Krankheit, die heilbar ist. Eine fehlende Behandlung kann zu Selbstmordgedanken und möglicherweise zu deren Umsetzung führen.

Worauf Sie selbst achten können

Halten wir hier Folgendes fest: Wenn Sie nach der Lektüre dieses Buches glauben, dass einer Ihrer Angehörigen oder Sie selbst depressiv sind, sollten Sie direkt einen Facharzt (Psychiater oder Nervenarzt) aufsuchen oder Ihrem Hausarzt den Verdacht mitteilen. Der Facharzt weiß ohnehin, was er zu tun hat. Und der Hausarzt wird in dem Fall völlig anders vorgehen, wenn Sie ihm nicht nur Teilsymptome, sondern sämtliche Probleme schildern.

Worauf der Arzt achten muss

Grundsätzlich muss sich der Mediziner bei der Erstdiagnose natürlich an Symptomschilderungen des Patienten bzw. nahe stehender Angehöriger orientieren. Welche Symptome eine Depression ausmachen, worauf Sie als Angehöriger oder möglicherweise selbst Betroffener also achten sollten, haben Sie ja bereits im letzten Kapitel erfahren. Wichtig ist aber auch der Verlauf, das heißt wann welche Symptome zum ersten Mal aufgetreten sind und wie lange sie dauerten bzw. wie lange sie schon andauern. Wichtig ist auch, ob früher schon einmal depressive oder andere psychische Symptome aufgetreten sind und ob und wie sie behandelt wurden. Darüber hinaus aber muss der Arzt klären – und dies ist dem Laien nicht möglich – ob die Symptome eventuell durch andere Erkrankungen hervorgerufen wurden. Dieser Punkt, Mediziner sprechen von einer so genannten Differenzialdiagnose, ist deshalb so wichtig, weil mögliche andere Ursachen selbstverständlich eigenständig behandelt werden müssen. Sie als Angehöriger oder selbst Betroffener spielen bei all dem die zentrale Rolle, ist der Arzt doch auf eine möglichst detaillierte Schilderung angewiesen. Denn ohne Ihre Informationen geht gar nichts. Eine depressive Erkrankung lässt sich schließlich nicht auf den ersten Blick erkennen wie z. B. eine blutende Wunde.

Vergleichbarkeit und Therapiesicherheit

Natürlich darf der Mediziner seine Diagnose nicht »nach Gefühl« stellen, sondern sollte sich an standardisierten Kriterienkatalogen und medizinischen Leitlinien orientieren. Das hat verschiedene Gründe:

- Es muss gesichert sein, dass verschiedene Ärzte (Hausarzt, Facharzt, Klinikarzt) bei jedem einzelnen Patienten sicher sein können, dass sie über die gleiche Erkrankung reden.
- Nur standardisierte Klassifikationssysteme (auch international) gewährleisten, dass Statistiken über das Auftreten von Krankheiten verlässlich sind.
- Auch die Verrechnung ärztlicher Leistungen erfolgt anhand der angegebenen Diagnosekriterien.
- Bei bestimmten Krankheitsbildern kann der Mediziner auf hierbei bewährte Behandlungsmethoden zurückgreifen, was natürlich letztlich dem Patienten zugute kommt.

Was sind Leitlinien?

So genannte Leitlinien werden von den jeweiligen medizinischen Fachgesellschaften zu den verschiedensten Erkrankungen herausgegeben, so auch zu depressiven Störungen. Anhand dieser Leitlinien kann sich so auch der Nicht-Facharzt über spezielle Erkrankungen informieren. Er erhält hier Informationen über die Häufigkeit der Krankheit, die Geschlechterverteilung, über Diagnosekriterien und die verschiedenen Behandlungsverfahren. Die Leitlinien sind jedoch kein Dogma, sondern vielmehr eine Richtschnur, die dem Mediziner Entscheidungshilfen für den Einzelfall an die Hand geben. So und nicht anders sind sie zu verstehen.

Jede Menge medizinische Schubladen

Zu den – im Detail recht komplizierten – Klassifikationssystemen hier nur soviel: Zur Einordnung affektiver Störungen kann der

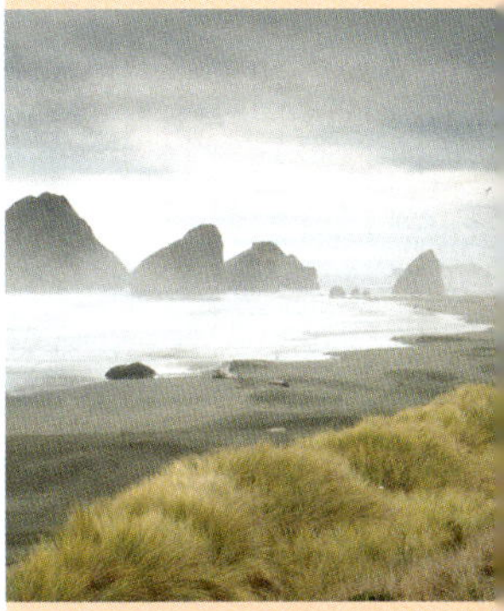

Wie sagt schon eine alte chinesische Spruchweisheit: »Keine Arznei einzunehmen wirkt so gut, wie einen mittelmässigen Arzt zu haben.« Qualitätssicherung in der Medizin wird heute glücklicherweise ernster genommen denn je.

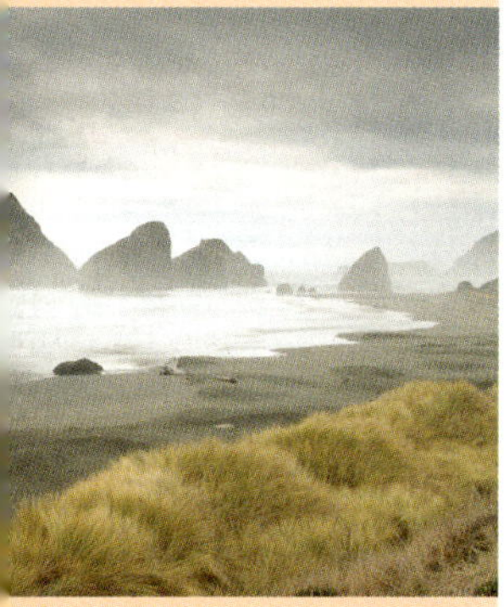

»Denn ein Herz voll Freude sieht alles fröhlich an, ein Herz voll Trübsal alles trübe.« Martin Luther, deutscher Theologe und Reformator (1483 bis 1546).

Mediziner zwei (Schubladen-)Systeme heranziehen, die so genannte ICD-10 (International Classification of Diseases, 10. Auflage), die von der Weltgesundheitsorganisation (WHO) herausgegeben wird, und das DSM-IV (Diagnostic and Statistical Manual of Mental Disorders, 4. Ausgabe) der American Psychiatric Association (APA). Dabei sind die Klassifikationen vom einen System ins andere übersetzbar. Wesentlicher Unterschied: Die ICD-10 sind rein beschreibend, das DSM-IV auch etwas stärker die Ursachen erklärend.

Wann können wir von einer Depression sprechen?

Da sich Menschen mit affektiven Störungen – also Störungen der Stimmung und Gefühlslage – durchaus auch in normaler oder sogar übertrieben positiv gestimmter Stimmungslage (in so genannten manischen Phasen) befinden können, wollen wir hier

Symptome depressiver Episoden

Hauptsymptome:

- Depressive Stimmung (Niedergeschlagenheit, »Gefühl der Gefühllosigkeit«)
- Interessen- und Freudlosigkeit
- Antriebsmangel, schnelle Ermüdbarkeit

Zusatzsymptome:

- Verringerte Konzentrationsfähigkeit und Aufmerksamkeit
- Vermindertes Selbstwertgefühl und Selbstvertrauen
- Gefühl von Schuld und/oder Wertlosigkeit
- Negative und pessimistische Zukunftsaussichten
- Selbsttötungsgedanken oder -handlungen
- Schlafstörungen
- Innere und äußere Unruhe oder Verlangsamung
- Verminderter Appetit

die fachlichen Begriffe einführen, um möglichen Verwechslungen vorzubeugen: Besagte Depressionen werden als »depressive Episode« oder »depressive Phase« bezeichnet – wichtig ist auch der oft verwendete englische Begriff »Major Depressive Episode«. Damit man überhaupt von einer depressiven Episode sprechen kann, müssen bestimmte Kriterien erfüllt sein: Der Patient muss für mindestens zwei Wochen unter zweien der Hauptsymptome und mindestens zweien der Zusatzsymptome gelitten haben bzw. leiden (siehe Tabelle links). Bei zwei Haupt- und zwei Zusatzsymptomen wird die Episode als »leicht« eingeordnet, bei zwei Haupt- und drei oder vier Zusatzsymptomen als »mittelgradig« und bei drei Haupt- und mehr als vier Zusatzsymptomen als »schwer«. Allerdings spielt natürlich auch die Ausprägung der einzelnen Symptome dabei eine wichtige Rolle.

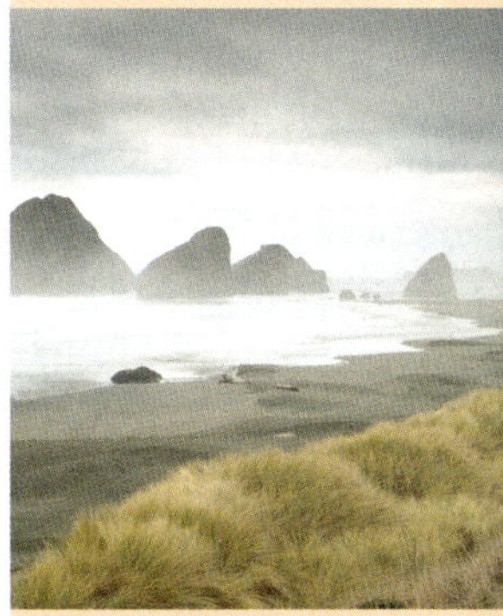

Das Wichtigste ist, die Symptome zu erkennen, sie ernst zu nehmen und fachliche Hilfe zu suchen. Nur so kann dem Betroffenen geholfen und Schlimmeres verhindert werden. Die Probleme tot zu schweigen, nützt niemandem.

Test: Ist mein Angehöriger depressiv?

Wenn Sie den Verdacht haben, dass ein Angehöriger unter Depressionen leidet, sollten Sie die folgenden Fragen so gut es geht an seiner Statt ehrlich beantworten; in manchen Fällen ist es auch hilfreich, ihn den Test (siehe folgende Seite) selbst durchführen zu lassen. Wichtig dabei ist, dass die Aussagen für einen Zeitraum von mindestens zwei Wochen zutreffen bzw. zutrafen. Ist dies nicht der Fall, so handelt es sich definitionsgemäß nicht um eine Depression. Dennoch kann es natürlich sinnvoll sein, wenn Sie den Arzt auf das Ergebnis des Tests aufmerksam machen, damit er Ihren Angehörigen diesbezüglich im Auge behält.

Die Fragen entsprechen in leicht veränderter Form einem Standardtest, der auch von Medizinern benutzt wird. Wenn Sie die Ergebnisse also einem Arzt mitteilen, wird er damit etwas anzufangen wissen. Doch zunächst wollen Sie selbst ja Klarheit über die Situation bekommen.

Selbsttest: Bin ich depressionsgefährdet?	Ja	Nein
Fühlen Sie sich die meiste Zeit des Tages an fast allen Tagen niedergedrückt und depressiv?	❑	❑
Haben Sie an kaum noch etwas Interesse und empfinden Sie ansonsten anregende Tätigkeiten als belanglos?	❑	❑
Können Sie sich nur schwer zu Aktivitäten aufraffen und werden Sie schnell müde?	❑	❑
Haben Sie öfter Probleme sich zu konzentrieren und anderen aufmerksam zuzuhören?	❑	❑
Glauben Sie, dass Sie weniger wert sind als andere oder dass Sie weniger können?	❑	❑
Fühlen Sie sich schuldig?	❑	❑
Sehen Sie die Zukunft eher pessimistisch?	❑	❑
Haben Sie ab und zu darüber nachgedacht, ob es besser wäre wenn Sie nicht mehr in dieser Welt wären oder haben Sie sogar konkrete Schritte zu einer Selbsttötung vorgenommen?	❑	❑
Leiden Sie unter Schlafstörungen?	❑	❑
Haben Sie weniger Appetit als sonst?	❑	❑
Können Sie sich weniger für sich selbst und andere freuen als früher?	❑	❑
Wachen Sie oft bereits sehr früh morgens von allein auf und können oft nicht mehr einschlafen?	❑	❑
Fühlen Sie sich morgens besonders schlecht, wobei die Stimmung gegen Abend besser wird?	❑	❑
Haben Sie das Gefühl, langsamer als sonst zu reagieren, zu reden – oder auch erheblich schneller?	❑	❑
Haben Sie weniger oder sogar keine Lust mehr auf Sex?	❑	❑
Hat Ihr Körpergewicht deutlich abgenommen, obwohl Sie nicht bewusst Diät halten?	❑	❑

Falls Sie von den orange unterlegten Fragen mindestens zwei und von den gelb unterlegten ebenfalls mindestens zwei mit Ja beantwortet haben, sollten Sie Ihren Angehörigen dringend um einen Besuch beim Arzt bitten. Es liegt natürlich auf der Hand, dass – je mehr Fragen mit »ja« beantwortet wurden – dieser Arztbesuch auch umso dringlicher ist. Er ist unbedingt dann angesagt, wenn die Frage nach der möglichen Selbsttötungsabsicht bejaht wurde – natürlich auch dann, wenn Ihr Angehöriger diesen Punkt nicht auf dem Fragebogen angekreuzt, aber diesbezüglich bereits Andeutungen gemacht hat. Falls Ihr Angehöriger sich weigert einen Arzt aufzusuchen, sollten Sie diesen direkt ansprechen, damit er die geeigneten Schritte einleiten kann.

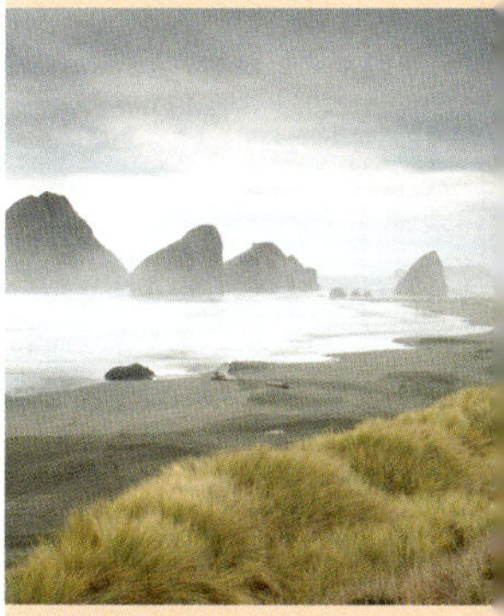

»Aber das Leben ist kurz und die Wahrheit wirkt ferner und lange: Sagen wir die Wahrheit.«
Arthur Schopenhauer, deutscher Philosoph (1788 bis 1860).

Eine Frage des Timings

Wir sind uns bewusst darüber, dass nicht jeder Depressionskranke in der Lage ist, sich ehrlich einem solchen Selbsttest zu stellen und die geeigneten Maßnahmen (Arztbesuch) zu ergreifen. Doch falls nicht ein Angehöriger von Ihnen, sondern Sie selbst betroffen sind, sollten Sie sich darüber im Klaren sein: Mit einem Fortschreiten der Erkrankung wird es zunehmend schwieriger, sich den harten Fakten zu stellen und Hilfe zu suchen. Um es ganz deutlich zu sagen: Wer heute noch dazu in der Lage ist, ist es morgen vielleicht schon nicht mehr. Und in letzterem Fall würde die Verantwortung, das Richtige zu tun, nur noch in den Händen der Angehörigen oder Freunde liegen. Wir denken, es ist sinnvoll, diese Verantwortung soweit wie möglich selbst zu tragen.

Formen der Depression

Natürlich kann und will dieses Buch keine kompletten und ausführlichen Informationen zu dem weit verzweigten Gebiet der Depressionsformen geben. Im Folgenden möchten wir jedoch ver-

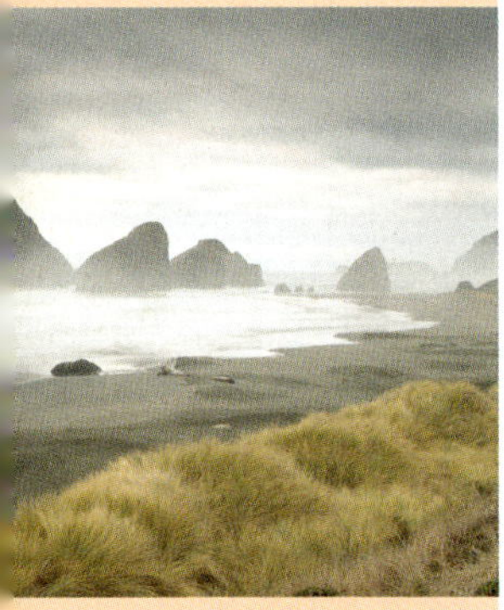

Depression ist nicht gleich Depression. Es gibt Formen, die auch der Fachmann nicht auf den ersten Blick erkennt. Gerade dann ist die Beobachtungsgabe des Angehörigen oder auch des Betroffenen selbst gefragt.

schiedene Formen der Depressionen näher beleuchten, damit Sie selbst die Möglichkeit haben, diese Erkrankungsformen – die nicht immer auf den ersten Blick erkenntlich sind – eventuell bei sich oder Ihrem Anverwandten festzustellen. So kann es beispielsweise sein, dass Sie der Ansicht waren, Symptome einer Depression bei einem Angehörigen erkannt zu haben. Plötzlich aber ist dieser wieder »total gut drauf«, und Sie denken, sich geirrt zu haben. Das muss aber durchaus nicht so sein. Dieses »Gut-drauf-sein« könnte das Symptom einer so genannten manischen Phase sein, die Anzeichen einer bestimmten Form von depressiven Erkrankungen ist. Oder aber Ihr Angehöriger leidet unter einer permanenten Stimmungsinstabilität, einer so genannten Zyklothymia. Diese zu erkennen und rechtzeitig zu behandeln, kann vor Schlimmerem bewahren, denn häufig entwickelt sich daraus eine »echte« Depression. Sie müssen sich die Fachbegriffe natürlich nicht merken. Wichtig ist nur, einen Überblick zu bekommen, in welcher Gestalt Depressionen auftauchen können und im Zweifelsfall zu wissen, wo man nachschlagen kann.

Die »reine« Depression

Die Symptome der »reinen« Depression bzw. depressiver Episoden – im Fachjargon und gelegentlich in diesem Buch auch »Major Depression« genannt – haben wir Ihnen bereits vorgestellt (siehe Seite 9ff.). An dieser Stelle deshalb nur ein paar Ergänzungen, was die Schwere der Erkrankung angeht.

Der unter leichten Depressionen Leidende hat zwar Probleme, seine beruflichen und privaten Anforderungen zu erfüllen, schafft es aber trotz der Schwierigkeiten, mit allem leidlich klar zu kommen. Er ist möglicherweise weniger engagiert im Job und erbringt weniger messbare Leistung, fällt aber nicht dadurch auf, dass er nichts mehr geregelt bekommt. Im privaten Bereich ist er oft froh, wenn keine Zusammenkünfte mit anderen Menschen

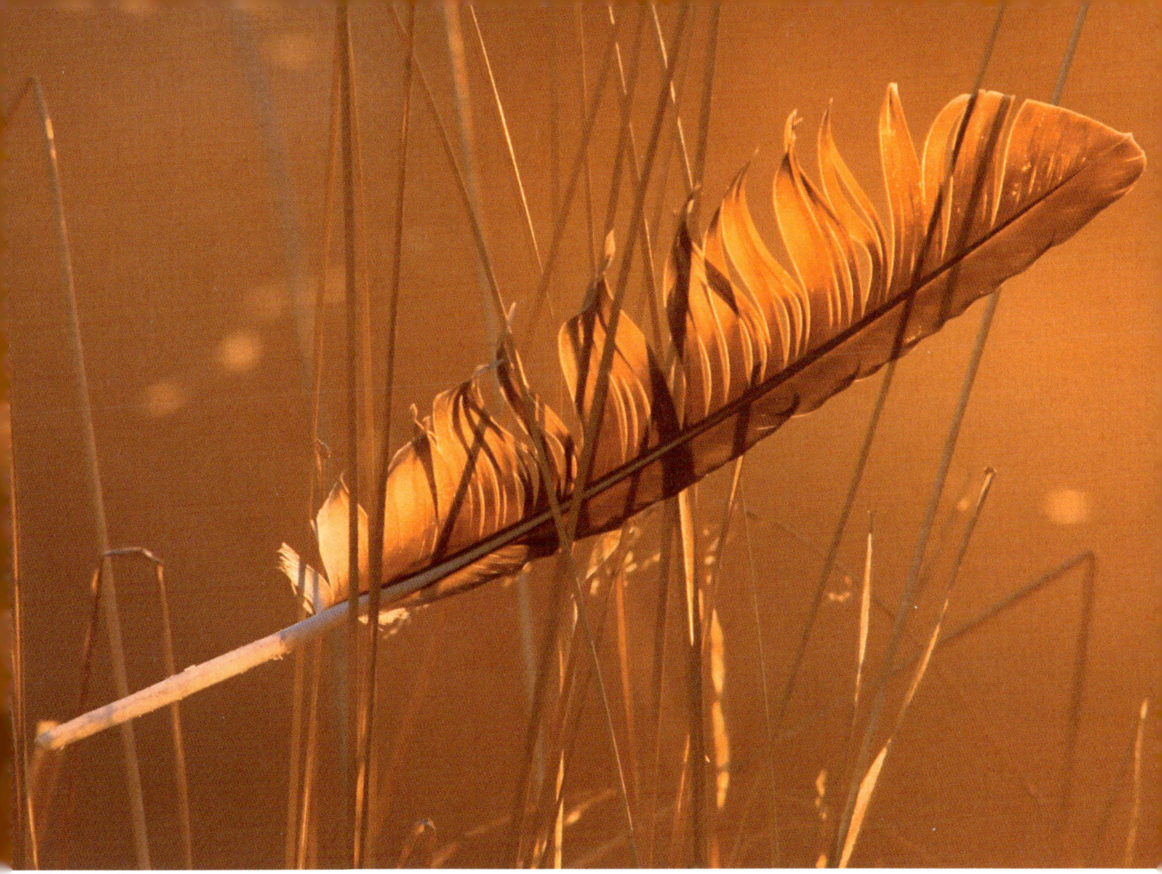

anstehen. Wenn es denn aber sein muss, wird er diese über sich ergehen lassen, auch wenn es ihm keinen Spaß macht.
Anders sieht es bei Menschen aus, die unter einer mittelgradig schweren oder schweren depressiven Episode leiden. Sie können die üblichen beruflichen und privaten Anforderungen – wenn überhaupt – nur unter großen Schwierigkeiten bewältigen. Allein die körperlichen Symptome setzen ihnen bereits so zu, dass sie den Alltag kaum ertragen. Jeder neue Tag häuft einen Berg von Problemen auf, jeder neue Tag wirft die Frage auf, ob das Leben so weitergehen kann.

»Manische Depression« – himmelhochjauchzend, zu Tode betrübt

Früher wurde diese Depressionsform als »manische Depression« bezeichnet – ein Begriff, der nach wie vor gängig ist und deswegen genannt wird. Heute spricht man korrekterweise von einer

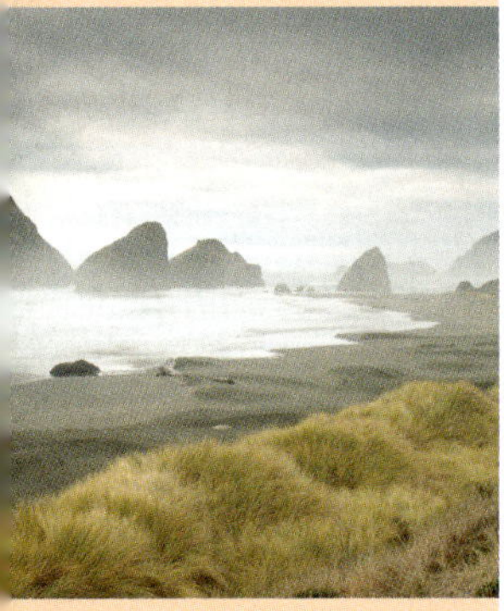

Spontanes Verliebtsein und schwärmerische, oftmals peinliche Verklärung des bzw. der Angebeteten sind nicht nur typisch für pubertierende Jugendliche, die ihre Rolle im Geschlechterleben erst noch lernen müssen. Sie sind oft auch im Rahmen einer manischen Erkrankung bei gestandenen Männern und Frauen zu finden. Auch darauf ist als mögliches Symptom zu achten.

so genannten »bipolaren Störung« oder »bipolaren Erkrankung«. »Bipolar« deshalb, weil bei der Erkrankung sowohl depressive als auch manische Phasen (»Pole«) auftauchen – eben die besagten Pole des Himmelhochjauchzend- und zu-Tode-betrübt-Seins. Im Gegensatz dazu spricht man von einem unipolaren Verlauf, wenn entweder nur depressive oder nur manische Phasen auftreten.

Die Symptome dieser depressiven Phasen entsprechen denen, die auch im Zuge der »reinen« Depression auftreten. Entscheidend für die Diagnose »bipolare Störung« ist es deshalb, dass der Patient schon einmal unter mindestens einer einwöchigen manischen Phase »gelitten« hat. Das »gelitten« steht deshalb in Anführungszeichen, weil die Patienten die Symptome der Manie keineswegs als negativ erleben müssen (Manie kommt aus dem Griechischen und bedeutet Raserei). So stehen oft ein extrem gesteigertes Selbstwertgefühl, reduziertes Schlafbedürfnis, ungeheurer Ideenreichtum sowie Tatendrang im Vordergrund dieser Phasen. Der Betroffene erlebt sich selbst als leistungstark und unbezwingbar. Das klingt zunächst natürlich positiv und wird eben oft auch so erlebt. Und dennoch kann die Manie äußerst gefährlich für den Kranken wie auch für seine Umwelt sein. Warum?

Das Ende mit Schrecken

Patienten mit einer bipolaren Störung können oft die Folgen ihres Handelns nicht abschätzen und stürzen damit sich selbst und ihr soziales Umfeld in ernste persönliche Krisen oder finanziellen Ruin. So können Sie die auf Euphorie bauende Selbstüberschätzung – das Gefühl »alles geht« – beispielsweise in sexuellen Eskapaden ausleben, die zum Auseinanderbrechen der Partnerbeziehung bzw. der Familie führen. Eine weitere mögliche Folge sind z. B. riskante Geschäftsgründungen oder Aktienkäufe, der unüberlegte Kauf von Immobilien oder auch Luxusautos. Dies kann binnen eines oder weniger Tage in der manischen Phase zum vollständigen Bankrott des Betroffenen und seiner Angehörigen führen. Ist die manische Phase vorbei, stürzt der Betroffene in ein tiefes Loch – die depressive Phase kommt nun hervor und lässt ihn sein gesamtes Unglück, das er in der Euphoriephase inszeniert hat, erkennen und darüber verzweifeln. Bei bipolaren Erkrankungen besteht deshalb ein erhebliches Selbsttötungsrisiko, das bei fehlender Behandlung der Erkrankung in 10 bis 15 Prozent der Fälle auch tatsächlich zur Selbsttötung führt.

Besonderheiten bipolarer Störungen

Bipolare Störungen kommen in zwei Formen vor, die sich jedoch nur in der Schwere der manischen Phasen unterscheiden: bipolar I und bipolar II.

Bipolar I meint das Vollbild einer manischen Phase, die neben den bereits geschilderten Problemen auch wahnhafte (psychotische) Elemente enthalten kann. Dabei handelt es sich um Denkstörungen, die sich als Verfolgungswahn (z.B. »mein Telefon wird abgehört«), Größenwahn (z.B. »ich kann jederzeit einen Atomkrieg auslösen«) oder auch religiösen Wahnvorstellungen (z.B. »ich bin der wiedergeborene Jesus Christus«) äußern können. Möglich sind auch Wahrnehmungsstörungen in Form von Halluzinationen. Solche psychotischen Komponenten zu erkennen und dem Arzt mitzuteilen ist von immenser Wichtigkeit, da ihr Auftreten zu einer veränderten Behandlung führen muss.

Bipolar II enthält hingegen neben den obligatorischen depressiven Phasen manische Phasen mit weniger schweren Symptomen (so genannte »Hypomanien«; darunter versteht man eine gehobene Grundstimmung bei gleichzeitig wenig zielgerichteten, veränderten Denkverhaltens). Sie sind deutlich schwächer als bei Bipolar I, aber erkennbar an den nicht erklärbaren Ursachen. Allgemein führen sie zu einer geringeren Beeinträchtigung der beruflichen und sozialen Situation.

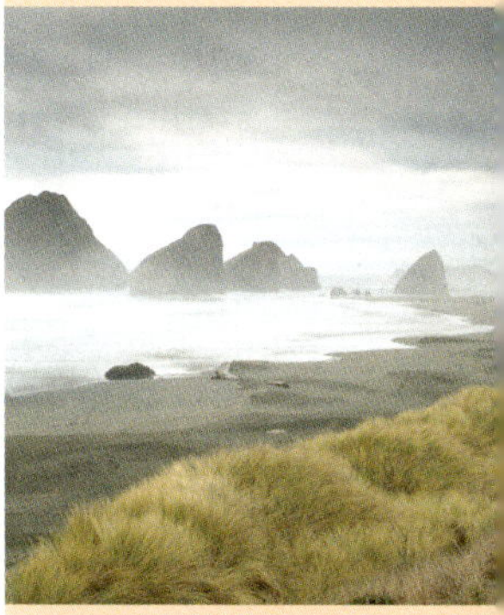

»Das Wort ›Wahn‹ stammt aus der indogermanischen Wurzel ›wen‹, d.h. nach etwas suchen, trachten, wünschen, verlangen, erhoffen, begehren, erwarten, annehmen im Sinne von vermuten. Dazu gehört germanisch, mittel- und althochdeutsch ›wan‹: Erwartung, Vermutung, Meinung, Verdacht, (vgl. Argwohn).« »Allgemeine Psychopathologie«, Scharfetter, Thieme 1976.

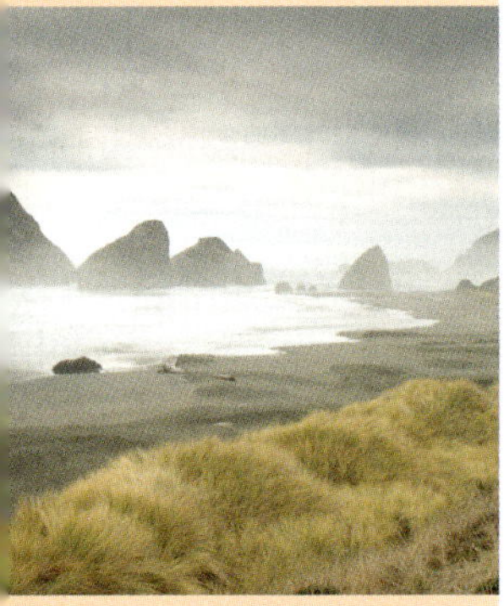

Der depressionskranke US-amerikanische Schriftsteller Ernest Hemingway (1899 bis 1961) wusste wovon er sprach, als er meinte, dass es kinderleicht sei, die Dinge bei Tage nüchtern und unsentimental zu sehen, dass dies nachts aber eine ganz andere Sache sei.

Sonderformen

Neben den üblicherweise mehrere Wochen bis Monate anhaltenden Phasen von Depression und Manie im Wechsel, gibt es auch Patienten, die unter so genannten »gemischten Episoden« oder »Mischzuständen« leiden. Gemeint ist damit, dass gleichzeitig Symptome der Depression und Manie während mindestens einer Woche vorkommen.

Von »Rapid Cycling« (deutsch: »schneller Zyklus«) im Zuge einer bipolaren Störung spricht der Fachmann, wenn sich innerhalb eines Jahres mindestens viermal depressive und manische Phasen abwechseln. Und noch eine Besonderheit bipolarer Störungen: Im Gegensatz zur Major Depression – also der »reinen« Depression – treten bipolare Störungen bei Männern und Frauen gleich häufig auf.

»Zyklothymia« – anhaltende Stimmungsinstabilität

Die Zyklothymia ist vom Prinzip mit den bipolaren Störungen vergleichbar, da es sich ebenfalls um einen Wechsel von depressiven und manischen Phasen handelt. Doch weder die depressiven noch die manischen Symptome sind so ausgeprägt, dass sie sofort ins Auge springen. Da wechseln sich leicht depressive Phasen mit solchen ab, in denen der Betroffene voller Tatendrang ist, ohne aber die Anzeichen einer beschriebenen Manie zu zeigen. Es ist deshalb auch kein Wunder, dass eine Zyklothymia nur selten erkannt wird, da weder der Betroffene einen hohen Leidensdruck aufweist noch die soziale Umgebung das Verhalten des »Patienten« als krankhaft erlebt.

Sind wir nicht alle ein wenig – zyklothym?

Vermutlich bei den meisten von uns wechseln sich gute Phasen mit schlechten ab. Doch meist können wir angeben, warum wir gerade gut oder weniger gut drauf sind. Dies ist bei der Zyklothymia oder auch der bipolaren Störung nicht so: Hier geschieht der Wechsel in der Regel ohne erkennbare äußere Ursachen. So wird die Diagnose meist auch nur dann gestellt, wenn engen Freunden oder Verwandten der nicht erklärbare Stimmungswandel auffällt und diese den Betroffenen zu einem Arztbesuch drängen. Auch der Arzt hat nicht selten Schwierigkeiten, die Diagnose Zyklothymia zu stellen. Denn es ist eine wesentliche Voraussetzung für die Diagnose, dass für mindestens zwei Jahre eine von äußeren Faktoren weitgehend unabhängige Stimmungsinstabilität mit leicht depressiven, leicht manischen und etwaigen normalen Episoden nachweisbar ist. Darüber hinaus müssen für die jeweiligen Phasen die typischen, jedoch deutlich milderen Symptome einer Depression bzw. Manie feststellbar sein. Hier ist Ihre Beobachtungsgabe als Angehöriger also ganz besonders wichtig.

Verharmlosung zwecklos

Es kann durchaus sein, dass der zyklothyme Mensch sein Leben bis zum natürlichen Ende weiterlebt, ohne je deshalb beim Arzt gewesen zu sein. In diesem Falle wird er keine größeren Probleme gehabt haben und mehr oder minder zufrieden mit seinem Leben gewesen sein. Doch in den meisten Fällen bleibt es nicht bei der milden Störung. Denn oft entwickelt sich im Laufe des Lebens daraus eine »echte« bipolare Störung I oder II – also eine Depression mit manischen oder hypomanischen Phasen. Dann allerdings ist die Lage ernst und bedarf dringend der ärztlichen Behandlung.

»Dysthymia« – chronische Verstimmung

Bei der so genannten »Dysthymia« handelt es sich um eine lang anhaltende Störung mit der Neigung zu depressiven Symptomen. Diese unterscheiden sich jedoch stark von denen einer Major Depression. Zwar sind auch hier Energiemangel und Erschöpfung,

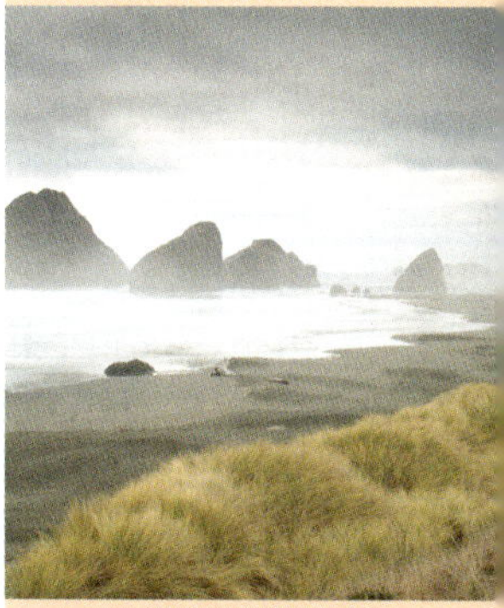

Riskieren Sie lieber einen Fehlalarm, als Depressionen auf sich beruhen zu lassen. Gerade die unscheinbare Form der zyklothymen Störung kann – je früher man sie entdeckt – besonders gut behandelt werden.

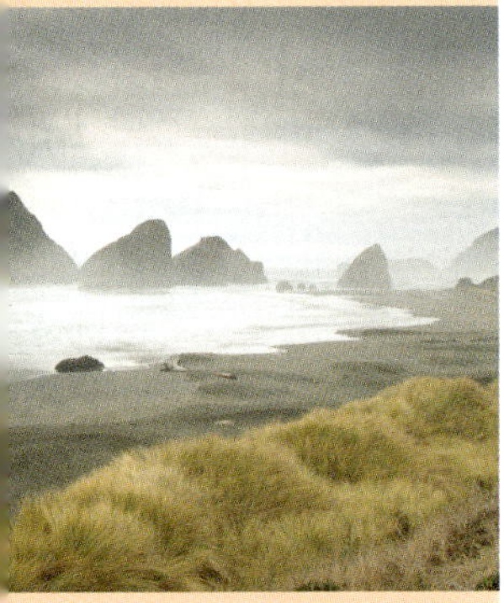

»Drei Dinge helfen, die Mühseligkeiten des Lebens zu tragen: Die Hoffnung, der Schlaf und das Lachen.« Immanuel Kant, deutscher Philosoph (1724 bis 1804), war selbst depressionskrank.

ein geringes Selbstwertgefühl, Konzentrationsschwäche und ein Gefühl der Hoffnungslosigkeit die häufigsten Symptome. Diese dauern lang an, werden aber als weniger dramatisch als bei der Major Depression erlebt. Dysthyme Patienten haben zwar häufig den Gedanken, dass sie eigentlich besser tot wären, jedoch seltener konkrete Gedanken an eine Selbsttötung. Meist haben die Betroffenen sogar Angst vor dem Tod. Weniger oft treten bei der Dysthymia Erscheinungsformen auf wie die Unfähigkeit zu genießen, der häufig bei der Major Depression zu beobachtende Rückzug aus dem sozialen Leben, Schuldgefühle sowie weitere typische Depressionsmerkmale wie Appetitverlust, Schlafstörungen, Müdigkeit oder Libidoverlust. Doch auch wenn die Symptome weniger schwer ausfallen, ist der Leidensdruck der Betroffenen oft sehr groß. Nicht verwunderlich, hält dieser depressive Zustand doch dauerhaft, oft sogar lebenslang an, anstatt wie bei einer depressiven Episode über Nacht wieder zu verschwinden. Die Betroffenen können ihren Alltag in der Regel bewältigen, aber mehr schlecht als recht. Im Grunde genommen sind sie dauerhaft schwer beeinträchtigt. Schon deshalb sollte man als Angehöriger aktiv werden und den Betroffenen zum Arztbesuch auffordern bzw. den Arzt selbst informieren.

Depressionen als Reaktion

Wir haben bereits über den Unterschied zwischen Trauer und Depression gesprochen. Doch ein Verlust kann neben bzw. anstatt der »normalen« Trauer mit der Tendenz zur Verarbeitung und Zukunftsoffenheit bei manchen Menschen auch in die so genannte »reaktive Depression« führen – mit allen möglichen Symptomen einer Major Depression. Die Symptome können rasch binnen weniger Wochen wieder vergehen. Sie können aber auch lange anhalten.

Persönlichkeitsmerkmale bei Menschen mit Dysthymia und reaktiver Depression

Folgende Besonderheiten der Persönlichkeit sind bei Patienten mit Dysthymia und reaktiven Depressionen besonders häufig – was natürlich nicht heißt, dass alle Menschen mit derartigen Merkmalen depressiv werden müssen:

- Geringes Selbstvertrauen und Selbstwertgefühl
- Hang zu Perfektionismus und Gewissenhaftigkeit
- Starker Wunsch nach Anerkennung durch andere
- Probleme, sich durchzusetzen, »nein« zu sagen
- Hang zu Schuldgefühlen und Selbstbestrafung
- Neigung, sich von anderen abhängig zu machen
- Klammern an andere Menschen
- Verlustängste

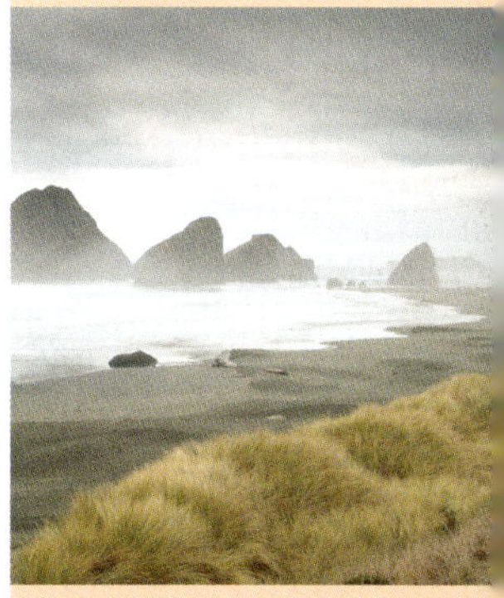

»Die Geburt bringt nur das Sein zur Welt; die Person wird im Leben erschaffen.« Théodore Simon Jouffroy, französischer Philosoph (1796 bis 1842).

Damit Trauer zu einer Depression wird, ist offenbar eine bestimmte Persönlichkeitsstruktur – man könnte auch sagen: Neigung zur Depression – notwendig. Die Auslöser einer solchen Depression können hingegen sehr vielfältig sein: etwa der Tod eines nahe stehenden Menschen (Partner, Verwandter, nahe stehender Freund) oder Tieres (etwa des treuen Hundes) oder der Verlust des Arbeitsplatzes, seltsamerweise aber auch scheinbar positive Ereignisse, wie z. B. eine Beförderung.

Depressionen im Rahmen anderer Erkrankungen

Nur in den seltensten Fällen gehen depressive Patienten wegen ihrer psychischen Probleme zum Arzt. Die meisten klagen vielmehr über körperliche Symptome wie Schmerzen oder auch Müdigkeit. Die Statistik zeigt, dass es in aller Regel vierzehn körperliche Symptome sind, aufgrund derer die Hälfte aller

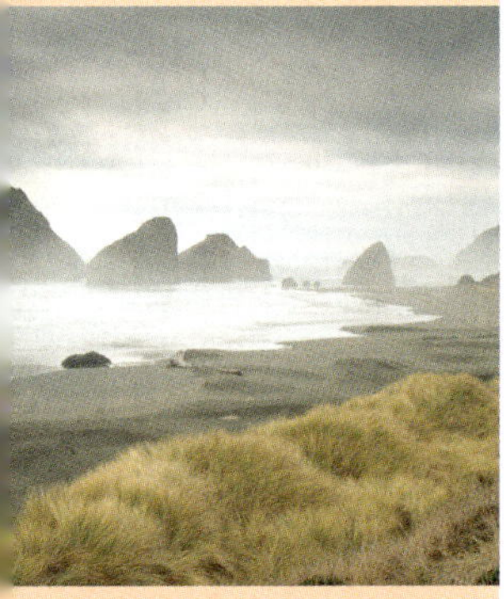

»Es gibt nur eine Gesundheit und eine Menge von Krankheiten.« Wilhelm von Humboldt, eigentlich: Friedrich Wilhelm Christian Karl Ferdinand Freiherr von Humboldt, deutscher Gelehrter und Staatsmann (1767 bis 1835).

Krankheitsbedingte Depressionen

Depressionen können auch durch körperliche Erkrankungen ausgelöst werden. Beispiele hierfür finden Sie in der folgenden Liste:

- Erkrankungen des Gehirns (Parkinson-Krankheit, Huntington-Krankheit, Alzheimer-Krankheit, Hydrozephalus, Hirntumoren, Schädel-Hirn-Verletzungen, Infektionen des zentralen Nervensystems, Multiple Sklerose, Epilepsie, Migräne)
- Erkrankungen des Herz-Kreislaufsystems (Koronare Herzkrankheit, Mangelernährung des Herzmuskels, Herzrhythmusstörungen)
- Störungen des Hormonhaushalts (Über- oder Unterfunktion der Schilddrüse, Über- oder Unterfunktion der Nebenschilddrüsen, Cushing-Krankheit, Addison-Krankheit, Diabetes mellitus, Unterfunktion der Hirnanhangdrüse)
- Autoimmunerkrankungen (systemischer Lupus erythematodes, rheumatoide Arthritis, Entzündung von Arterienwänden)
- Lungenerkrankungen (chronisch obstruktive Lungenerkrankung, Lungenentzündung)
- Infektionskrankheiten (AIDS, Mononukleose, Grippe, Typhus, Virus-Lungenentzündung, Leberentzündung)
- Tumorerkrankungen (an Bauchspeicheldrüse, Brustdrüsen, Gebärmutterhals; Leukämie)
- Stoffwechselstörungen (Funktionsstörungen der Leber oder Nieren, Porphyrie, Vitaminmangel wie Folsäure, Vitamin B12, Vitamin C, Niazin oder Thiamin)

Patienten den Arzt aufsuchen (u.a. Schlafstörungen, Kopfschmerzen, Verstopfung etc.). Da nur 10 bis 15 Prozent dieser beklagten Symptome einer tatsächlichen körperlichen Ursache zugeordnet werden können, heißt das, dass die meisten dieser Fälle eben nicht organisch begründet sind, sondern dass eine depressive Störung vorliegen kann.

Häufig liegen körperliche Erkrankungen und eine Depression gleichzeitig vor, so dass sich die Symptome überlappen und nur schwer auseinander zu halten sind. Dennoch ist eine Differenzierung unbedingt erforderlich, da die depressive wie auch die körperliche Erkrankung behandelt werden müssen. Als Angehöriger können Sie eine solche Ursachensuche natürlich nicht selbst in die Hand nehmen. Für diese Analyse muss in jedem Fall der Facharzt zugezogen werden.

Depression durch Medikamente und Drogen

Auch eine ganze Reihe von Medikamenten kann affektive Symptome im Sinne einer Depression oder einer Manie auslösen. Dazu zählen weit verbreitete Mittel wie beispielsweise der Schmerz- und Entzündungshemmer Ibuprofen und sogar empfängnisverhütende Mittel (orale Kontrazeptiva). An dieser Stelle sei aber ganz klar gesagt, dass Medikamente nur in seltenen Fällen die Ursache darstellen. Dennoch muss man diese Möglichkeit in Betracht ziehen. Das Besondere an solchen durch Medikamente hervorgerufenen Depressionen (oder Manien): Sie bilden sich in aller Regel binnen weniger Tage oder Wochen nach Absetzen des Medikaments zurück. Bei einem entsprechenden Verdacht darf das Medikament natürlich nicht einfach selbstständig abgesetzt werden. Dies muss immer gemeinsam mit dem behandelnden Arzt abgeklärt werden!

Dennoch ist es für Sie wichtig zu wissen, dass es eine solche Möglichkeit geben kann. Und zwar insbesondere dann, wenn sich seit der Einnahme eines Medikaments Änderungen der Befindlichkeit gezeigt haben oder – auch dies kann vorkommen – die Symptome erst wieder zum Tragen kommen, wenn die Wirkung des Medikaments nachlässt bzw. das Mittel abgesetzt wird. Eine Liste von Medikamenten, die potenziell als Auslöser in Frage kommen, finden Sie im Anhang auf Seite 135.

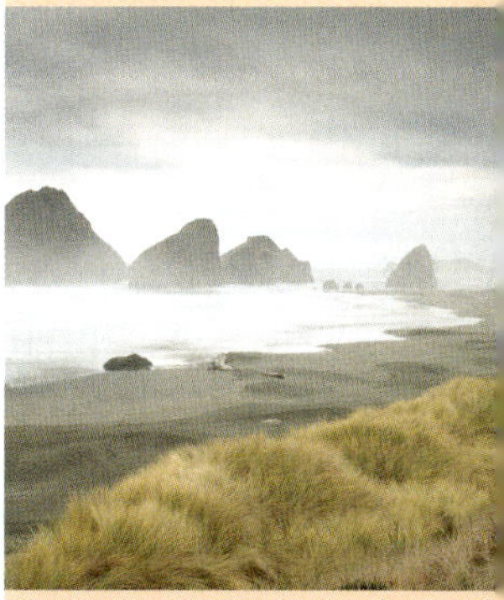

Auch wenn die Wahrscheinlichkeit gering ist, dass die depressiven Symptome durch ein Medikament hervorgerufen werden, sollten Sie den Arzt über alle eingenommenen Mittel informieren. Auch dann, wenn ein anderer Mediziner sie in einem völlig anderen Zusammenhang verschrieben hat.

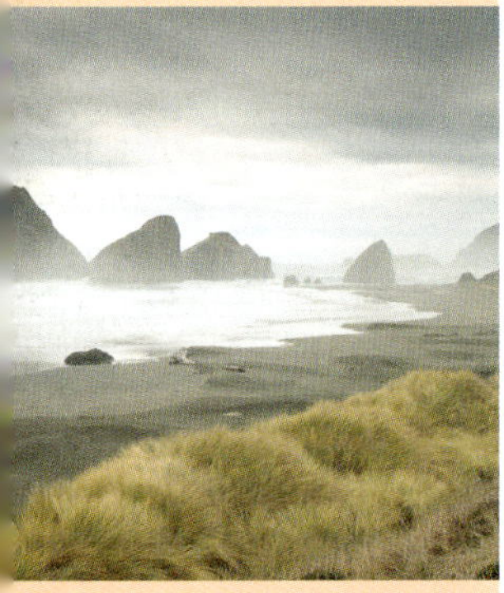

Herbert Grönemeyer besingt die Droge Alkohol sarkastisch-kritisch als vermeintlichen Retter in der Not, als Fallschirm und als Rettungsboot. Konstantin Wecker meint, dass man unter Drogen nicht sich selbst findet, sondern den Teufel. Recht haben beide. Drogen bieten keinen Ausweg aus der Depression, sondern einen zielsicheren Weg hinein.

Depressionen durch Drogen

Drogenbedingte Depressionen – z. B. durch Alkohol, Aufputschmittel (Amphetamine) oder Kokain ausgelöst – sind eher Sonderfälle. Das aus zwei Gründen: Zum einen versuchen viele Betroffene ihre Depression mit »Bordmitteln«, sprich der Hausbar oder Beruhigungsmitteln, zu bekämpfen. Das funktioniert anfangs recht gut. Doch die Menge der zur Depressionsbekämpfung nötigen Droge nimmt in der Regel stetig zu, so dass aus der medikamentösen Droge eine Suchtdroge wird, also eine physische und/oder psychische Abhängigkeit entsteht. Auch die Umkehrung ist bekannt: Stetiger Konsum von Drogen (auch der legalen Droge Alkohol!) führt zu einer depressiven Symptomatik. In dem Fall kann man nur dann herausfinden, ob die affektive Störung durch die Substanz selbst verursacht wurde oder ohnehin bereits bestanden hat, wenn der Betreffende die Droge absetzt. Erst wenn nach erfolgreicher Abstinenz – in gebührendem Abstand, da auch der Entzug depressive Symptome auslösen kann – weiterhin Symptome bestehen, kann die Depression diagnostiziert und wirksam behandelt werden.

»Winterdepression« – saisonal abhängige affektive Störung

Viele von uns kennen das: Wenn die Tage kürzer und vor allem trüber werden, weist unser Stimmungsbarometer entsprechend niedrigere Werte auf als im Sommer. Wir haben weniger Lust etwas zu unternehmen, werden träger, das Leben verliert einfach etwas an Farbe. Im Allgemeinen ist das ein normaler Zustand. Manche Menschen aber trifft es härter, sie entwickeln eine so genannte »Winterdepression«, wissenschaftlich exakt als »saisonal abhängige affektive Störung« bezeichnet (abgekürzt SAD, aus dem Englischen »Seasonal Affective Disorder«).

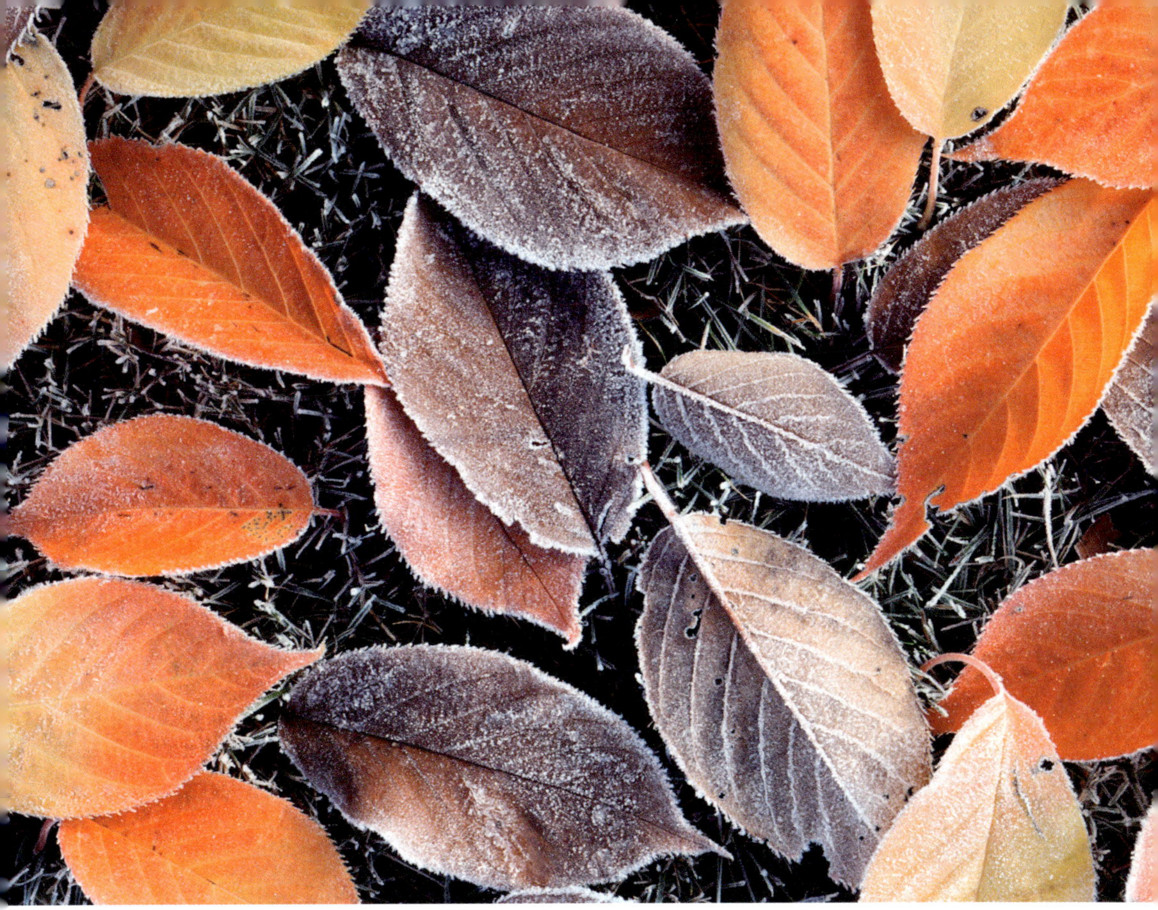

Die Symptome für diese depressive Stimmungslage sind:

- Verringerung von Antrieb und Initiative
- Angstzustände, zumeist unbegründete
- Rückzug aus der sozialen Umgebung
- Abnahme der Libido
- Erhöhtes Schlafbedürfnis
- Vermehrtes Essen und Gewichtszunahme
- Heißhunger auf Süßigkeiten und kohlenhydratreiche Kost allgemein.

Schwierige Diagnose

Eine SAD bzw. »Winterdepression« zu diagnostizieren, ist nicht ganz einfach. Zum einen – und dies ist mehr ein formaler Grund – gibt es in der hierzulande zur ärztlichen Verrechnung gebrauchten ICD-10 (International Classification of Diseases, 10. Auf-

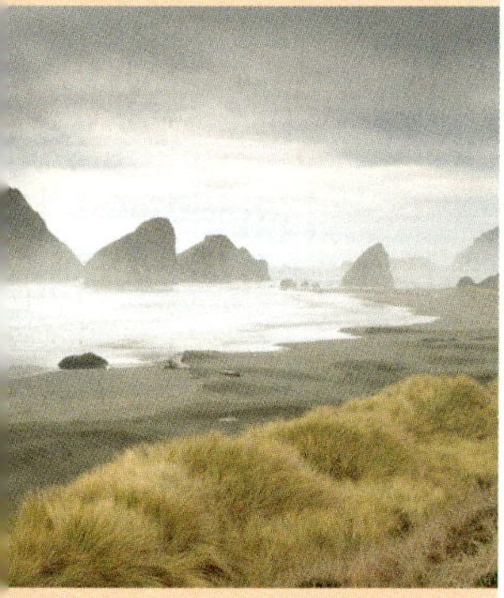

»In jedem Winter steckt ein zitternder Frühling, und hinter dem Schleier jeder Nacht verbirgt sich ein lächelnder Morgen.« Khalil Gibran, libanesisch-amerikanischer Dichter, Maler und Philosoph (1883 bis 1931).

lage) überhaupt keine Rubrik dafür. Glücklicherweise hat die SAD im ebenfalls bereits erwähnten DSM-IV (Diagnostic and Statistical Manual of Mental Disorders, 4. Ausgabe) sehr wohl Aufnahme gefunden. Aber nur weil sie in diesen Standardwerken nicht bzw. nur kurz erwähnt wird, heißt das natürlich noch lange nicht, dass sie nicht existiert. Nach dem DSM-IV kann die Winterdepression immerhin als zusätzliche Depressionsform bei einer Major Depression oder einer bipolaren Störung diagnostiziert werden.

Ein weiteres Problem sind die Bedingungen, die dafür erfüllt sein müssen, und die nicht einfach herauszufinden sind – weder für den Betroffenen noch für den Angehörigen:

- Zwischen den depressiven Phasen und bestimmten Jahreszeiten muss ein enger zeitlicher Zusammenhang bestehen. Falls andere jahreszeitliche Ereignisse wie etwa regelmäßige Arbeitslosigkeit im Winter als Auslöser für die Depression in Frage kommen, so gilt dies ausdrücklich nicht als SAD.
- Auch der Wechsel in eine symptomfreie Phase (ebenso wie der Wechsel in eine Manie oder Hypomanie) muss am jahreszeitlichen Verlauf festgemacht werden können.
- Was den größeren zeitlichen Rahmen von mehr als zwei Jahren angeht, so dürfen auch andere, nicht jahreszeitlich gefundene Depressionen aufgetreten sein. Die jahreszeitlich festzumachenden depressiven Phasen müssen jedoch deutlich überwiegen.
- Wichtig ist auch, dass in den vergangenen beiden Jahren nur depressive Episoden mit entsprechender jahreszeitlicher Bindung aufgetreten sein dürfen. Sind zwischenzeitlich weitere jahreszeitlich unabhängige also andere, bereits besprochene Depressionen zusätzlich mit aufgetreten, darf ebenfalls keine Winterdepression als Diagnose gestellt werden.

Was bedeutet das in der Praxis?

Wer schon über mehrere Jahre wegen affektiver Störungen in ärztlicher Behandlung ist, kann – so er das nicht schon getan hat – seinem Arzt den Verdacht mitteilen. Dieser kann dann anhand seiner Aufzeichnungen und der oben genannten Kriterien feststellen, ob die Vermutung SAD bzw. »Winterdepression« zutrifft.

Und die Realität

Was aber, wenn der Betroffene nicht in ärztlicher Behandlung ist, die Erfahrung aber gezeigt hat, dass er eigentlich schon seit Jahren unter einer Winterdepression leidet und nun Hilfe wünscht? Eigentlich ganz einfach – so er sich zu dem Schritt entschließen kann: Er muss seinem Arzt sämtliche Symptome mitteilen und ihm den kompletten Prozess schildern; nur dann kann der Arzt überhaupt zur Basis-Diagnose Depressionen bzw. affektive Störung gelangen. Sind diese Kriterien erfüllt, so wird der Mediziner dem Betroffenen auch Glauben schenken, dass die Saisonabhängigkeit tatsächlich vorhanden ist und dann entsprechende Maßnahmen ergreifen. Sind die Kriterien hingegen nicht erfüllt, so ist es eben keine »echte« Depression im Sinne einer Major Depression oder bipolaren Störung. Dann kann auch die entsprechende Diagnose nicht gestellt werden. Dieser geschilderte Vorgang ist insofern wichtig, als er die Behandlung beeinflusst. Eine SAD kann – im Gegensatz zu einer »normalen« Depression – beispielsweise mit der Lichttherapie (siehe Seite 119) wirkungsvoll behandelt werden.

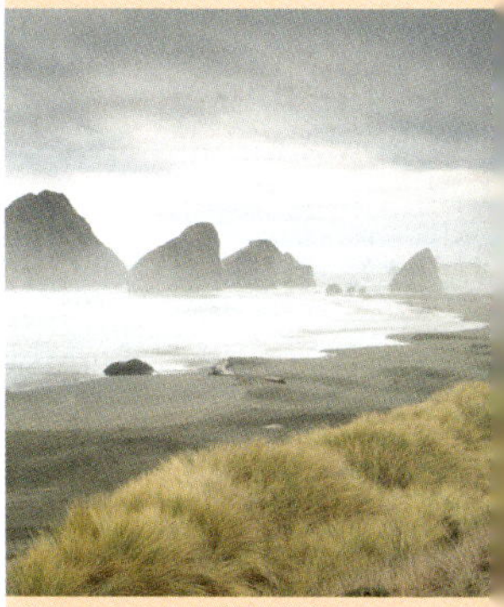

Hier vorab der beste Tipp gegen den »Winter-Blues«: Gehen Sie täglich mindestens eine halbe Stunde bei Tageslicht spazieren – auch an wolkenverhangenen Tagen.

Depressionen in besonderen Lebenslagen

Schon mal gehört? »Ach, die jammert immer, bevor sie ihre Tage bekommt«, »Mein Gott, die steckt halt grad in den Wechseljahren«, »Na ja, hat ja auch gerade ein Kind bekommen, da ist das

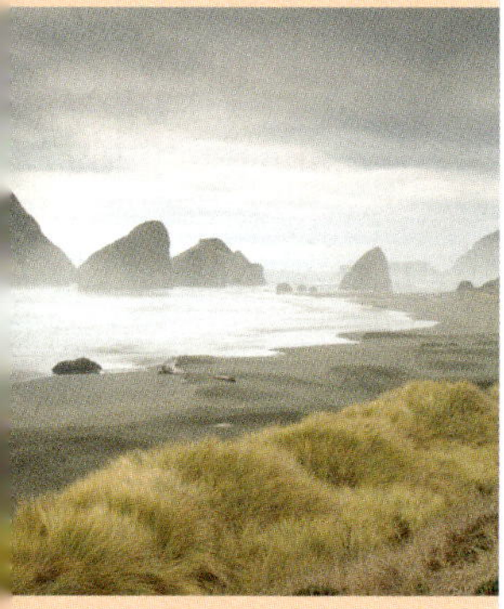

Studien zufolge lassen sich die prämenstruellen Beschwerden bei neun von zehn Frauen durch Präparate mit Mönchspfeffer (Vitex agnus-castus L.) deutlich lindern oder sogar beseitigen. Hilft die Selbstbehandlung nicht, muss natürlich der Mediziner befragt werden.

doch ganz normal«, oder vielleicht »Was soll er denn auch noch im Altenheim tun – ist doch total langweilig da«. Diese meist mit einem verächtlichen Unterton abgegebenen Kommentare über die Befindlichkeiten von Verwandten und Freunden sollen in diesem Kapitel näher beleuchtet werden.
Depressive Phasen in besonderen Situationen wie etwa kurz vor Einsetzen der Regelblutung, während des Klimakteriums, nach einer Geburt oder auch im Alter sind nichts Besonderes, also in keinem Fall selten. Aber sie sind eben auch nicht so häufig, dass man für sie eine eigene »Klassifizierung von Erkrankungen« aufmachen müsste. Diese Formen von Depressionen, die sich nur durch spezielle Anlässe von anderen Depressionsformen unterscheiden, lassen sich natürlich behandeln. Teilweise ist dies jedoch gar nicht erforderlich, da sie oftmals von selbst wieder abklingen. Dazu hier nun die Ursachen auf dem Prüfstand.

Das prämenstruelle Syndrom

Viele Frauen im gebärfähigen Alter erleben wenige Tage vor der Monatsblutung körperliche Symptome wie Spannungsgefühl der Brust, Kopf- und/oder Gliederschmerzen; aber auch psychische Symptome wie gereizte Stimmung, emotionale Anspannung bis hin zu depressiven Zuständen sind keine Seltenheit. Schuld daran sind die hormonellen Umstellungen, die den Körper auf eine mögliche Schwangerschaft vorbereiten sollen.
Angesichts der hohen Zahl der Betroffenen und der offenkundigen Tatsache, dass die Beschwerden eine völlig natürliche Ursache haben: Handelt es sich bei dem bereits im Jahre 1953 benannten »prämenstruellen Syndrom« um eine behandlungsbedüftige Erkrankung oder nicht?
Gewiss sind im Sinne einer Erkrankung die meisten der gebärfähigen Frauen nicht behandlungsbedürftig. Doch im bereits erwähnten DSM-IV (Diagnostic and Statistical Manual of Mental

Disorders, 4. Ausgabe) der American Psychiatric Association gibt es eine eigene Rubrik für das prämenstruelle Syndrom, hier »prämenstruelle dysphorische Störung« genannt. Sind die dort aufgeführten Kriterien erfüllt, so gilt die Störung als durchaus ernst zu nehmen und behandlungsbedürftig. Nach der heutigen Studienlage sind drei bis acht Prozent der Frauen so sehr von den psychischen und körperlichen Symptomen beeinträchtigt, dass eine Behandlung in Frage kommt. Dies soll und muss in jedem Fall der Arzt entscheiden.

Nach der Geburt

Etwa eine von 10 bis 15 Frauen leidet nach der Geburt eines Kindes unter so genannten »Postpartum-Depressionen« (lateinisch: post partum = nach der Geburt). Sie treten oft schleichend in den ersten Wochen bis Monaten nach der Entbindung auf und können verschiedene Schweregrade – bis hin zur Selbsttötung und Kindstötung – erreichen.

Während das Auftreten einer Manie oder einer bipolaren Störung (manisch-depressiv) nach der Geburt vornehmlich auf die hormonellen Umstellungen zurückzuführen sind, gehen die reinen Postpartum-Depressionen auf verschiedene Ursachen zurück. Neben der genannten hormonellen Umstellung können dies erbliche Veranlagungen sein, die Persönlichkeitsstruktur der Frau, negative Erlebnisse wie etwa der Tod eines Familienangehörigen aber auch soziale Faktoren wie fehlende partnerschaftliche und soziale Unterstützung in der neuen Situation mit dem Kind.

Wichtig ist in diesem Rahmen, der frisch gebackenen Mutter eine einfühlsame und praktische Unterstützung durch den Partner, andere Familienmitglieder und Freunde zuteil werden zu lassen. Fehlt eine solche auf Verständnis fußende Hilfeleistung, so kann man sich die schwierige Lage und mithin die psychischen Folgen problemlos ausmalen.

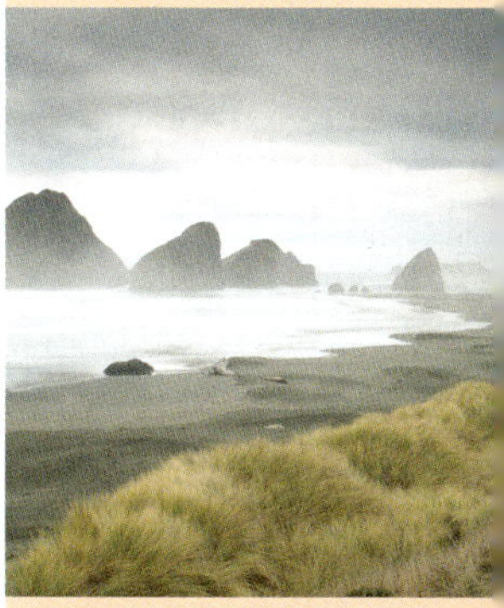

An alle frisch gebackenen Väter: Unterstützen Sie Ihre Partnerin nach Kräften. Schon die Schwangerschaft an sich ist in den letzten Wochen eine Strapaze. Hinzu kommen die hormonellen und alltagspraktischen Umstellungen nach der Geburt, die alles andere als einfach für die Mutter sind. Hilfe und Verständnis sind jetzt ein Muss.

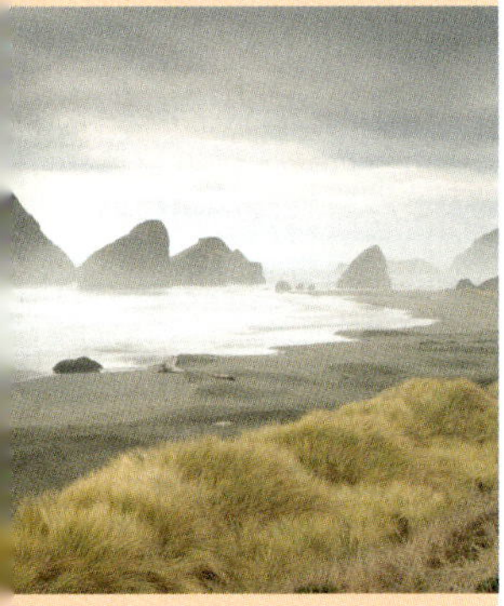

»Das Wichtigste, das ein Vater für seine Kinder tun kann, ist, ihre Mutter zu lieben.« Henry Ward Beecher, US-amerikanischer Prediger (1813 bis 1887).

Therapie nötig

Was die Behandlung einer (ernsthaften) depressiven Phase nach der Entbindung angeht, so basiert diese auf denselben Prinzipien wie die Behandlung depressiver Störungen im Allgemeinen. Für stillende Mütter muss der Arzt hier natürlich im Einzelfall entscheiden, welche Medikamente in Frage kommen. Da sich auch für das Kind das Risiko für eine affektive Erkrankung erhöhen kann, sofern die Depression der Mutter längere Zeit unbehandelt besteht, kommt dieser Frage selbstverständlich große Wichtigkeit zu.

In den meisten Fällen von Postpartum-Depressionen bilden sich diese zwar innerhalb weniger Wochen oder Monate vollständig und zumeist von alleine zurück. Sie können jedoch in Einzelfällen auch Jahre andauern oder sogar dazu führen, dass die Mutter nicht wieder zu ihrer vollen psychischen Gesundheit zurückfindet. Das ist jedoch, wie gesagt, die Ausnahme. Wenn Sie den Verdacht haben, dass eine Angehörige unter solchen Depressionen leidet, sollten Sie den Arzt darüber informieren. Sie helfen damit nicht nur der Mutter, sondern auch dem Kind.

Die Wechseljahre

Wir könnten uns nun eine Weile darüber unterhalten, was wir hier unter »Wechseljahren« verstehen wollen – es schwirren schließlich noch Begriffe wie »Klimakterium« und »Menopause« im Raum. Das wäre jedoch ein eigenes Kapitel, und dafür ist hier nicht der Platz. Lassen Sie uns Wechseljahre so definieren: Die Zeitspanne, in der bei der Frau die Östrogenproduktion der Eierstöcke merklich nachlässt und schließlich zum Erliegen kommt.

Die wohl bekanntesten Symptome dieser Hormonbedingten Umwälzungen sind Hitzewallungen, Schweißausbrüche und Schlafstörungen, dicht gefolgt von nervöser Reizbarkeit, depressiver Verstimmung und Ängstlichkeit.

Auch hier zeigen sich – aufgrund hormoneller Veränderungen – depressionsähnliche Beschwerden, wie auch beim hormonell gesteuerten Monatszyklus (prämenstruelles Syndrom). Dürfen oder müssen wir deshalb dieselben Ursachen annehmen? Und: Handelt es sich bei diesen Beschwerden um eine ernst zu nehmende Erkrankung – im Sinne dessen, was wir bereits über Depressionen erfahren haben? Die Antwort ist ein klares Jein.

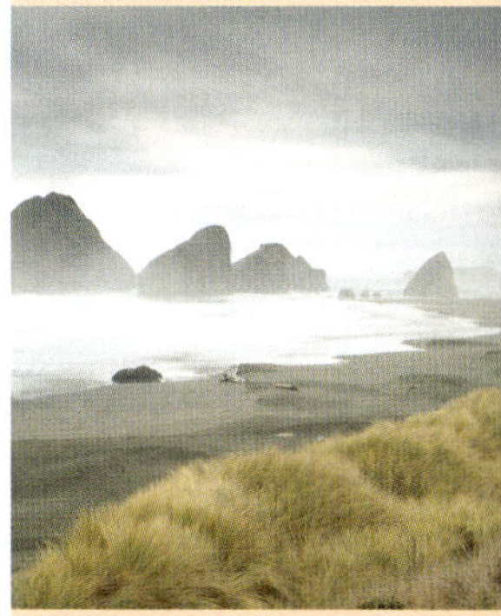

»Ich werde nie zum Frühling sagen: Verzeihen Sie, Sie haben dort ein welkes Blatt! Oder zum Herbst: Nehmen Sie es ja nicht übel, aber dieser Apfel ist nur zur Hälfte rot.« Christian Friedrich Hebbel, deutscher Dichter und Dramatiker (1813 bis 1863).

Ernst nehmen, aber nicht überbewerten

Es zeigt sich, dass etwa jede dritte Frau in den Wechseljahren zu manchen Zeiten – neben den körperlichen Beschwerden – über Phasen von niedergedrückter Stimmung klagt. Selbstverständlich sollte das ernst genommen werden; saloppe Sprüche wie: »Vergiss es, das gibt sich schon wieder« treffen zwar in den meisten Fällen zu – aber eben doch nicht immer. Daher ist zu klären, ob die Betroffene bereits in jüngeren Jahren unter depressiven Erkrankungen gelitten hat. Denn Studien haben gezeigt, dass eine »ernsthafte« Depression im Sinne einer Major Depression im Verlauf der Wechseljahre nur selten zum ersten Mal auftaucht. So kann es durchaus sein, dass die Frau während ihrer Wechseljahre eine Wiederauflage ihrer seit langem abgeschriebenen »echten« Depressionserkrankung erlebt – obwohl diese damals effektiv behandelt wurde.

Eine genaue Befragung durch den Arzt, wenn möglich auch unter Einbeziehen der Angehörigen und ärztlicher Berichte aus der Vergangenheit, ist in solchen Fällen absolut notwendig.

Der Grund ist einfach: Die Kenntnis der individuellen Krankengeschichte ist Grundvoraussetzung für eine geeignete Therapie. Und am wichtigsten: Keine Patientin sollte einen Suizid (sprich: Selbsttötung) begehen, nur weil ihr Arzt nicht sorgfältig genug war. Schon deshalb sollten Sie bei einem entsprechenden Verdacht zügig fachliche Hilfe suchen.

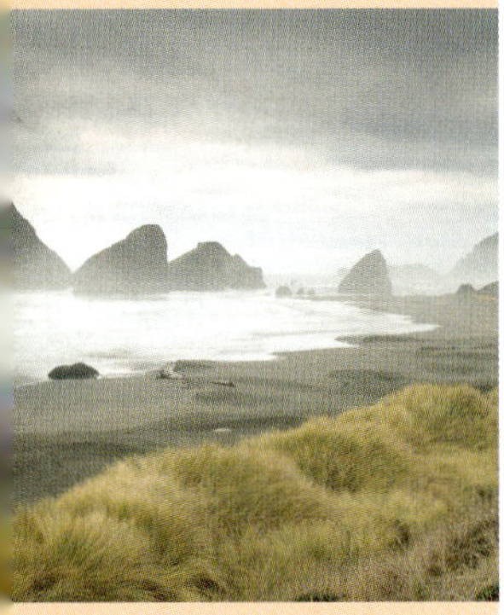

Nach der Veröffentlichung der Studienergebnisse zur Hormonersatztherapie ging der Verkauf von Kombinationspräparaten in den Jahren 2002 und 2003 um knapp 22 Prozent zurück. Offensichtlich hat hier ein Prozess des Umdenkens eingesetzt.

Es gibt ausreichend Gründe

Die meisten depressiven Verstimmungen während der Wechseljahre haben auch andere – bei erblich oder sozial vorbelasteten Frauen allerdings nicht minder gefährliche – Ursachen: die Kind(er) sind aus dem Haus, der Mann ist immer noch beruflich tätig, das Haus ist leer, keine Aussicht auf einen beruflichen Einstieg nach langen Jahren des Hausfrauen-Daseins, möglicherweise Beziehungsprobleme in der Partnerschaft, wenig Kontakt zu den Kindern etc.

Neben diesen sozialen Gründen, die als Auslöser für Depressionen während der Wechseljahre in Frage kommen, spielen die weiblichen Geschlechtshormone eine wichtige Rolle. Man geht heute davon aus, dass Östrogen modulierend auf die Nervenbotenstoffe im Gehirn (siehe Seite 58ff.) einwirkt und sich die verringerte Produktion während der Wechseljahre entsprechend negativ auswirken kann.

Hier scheint es auch so etwas wie Rückkoppelungsvorgänge zu geben: Eine Studie konnte nachweisen, dass bei Frauen, bei denen die Wechseljahre bereits vor dem 40. Lebensjahr einsetzen, fast zehnmal so oft eine Depressionserkrankung in der Vorgeschichte zu finden war. Das kann z. B. bedeuten, dass sich das Nachlassen der Östrogenproduktion – das bereits Jahre vor den Wechseljahressymptomen einsetzt – die Depressionen ausgelöst hat. Es kann aber auch sein, dass eine medikamentöse Behandlung der Depressionen zu dem verfrühten Einsetzen der Wechseljahre führt. Hier gibt es tatsächlich noch viel zu erforschen.

Hormonersatztherapie – zu gefährlich?

Bis zum Jahre 2002 verschrieben Gynäkologen gegen Wechseljahrebeschwerden – und damit auch gegen mögliche begleitende Depressionen – schnell und großzügig die so genannte Hormonersatztherapie (HRT); sie besteht aus einer Kombination von

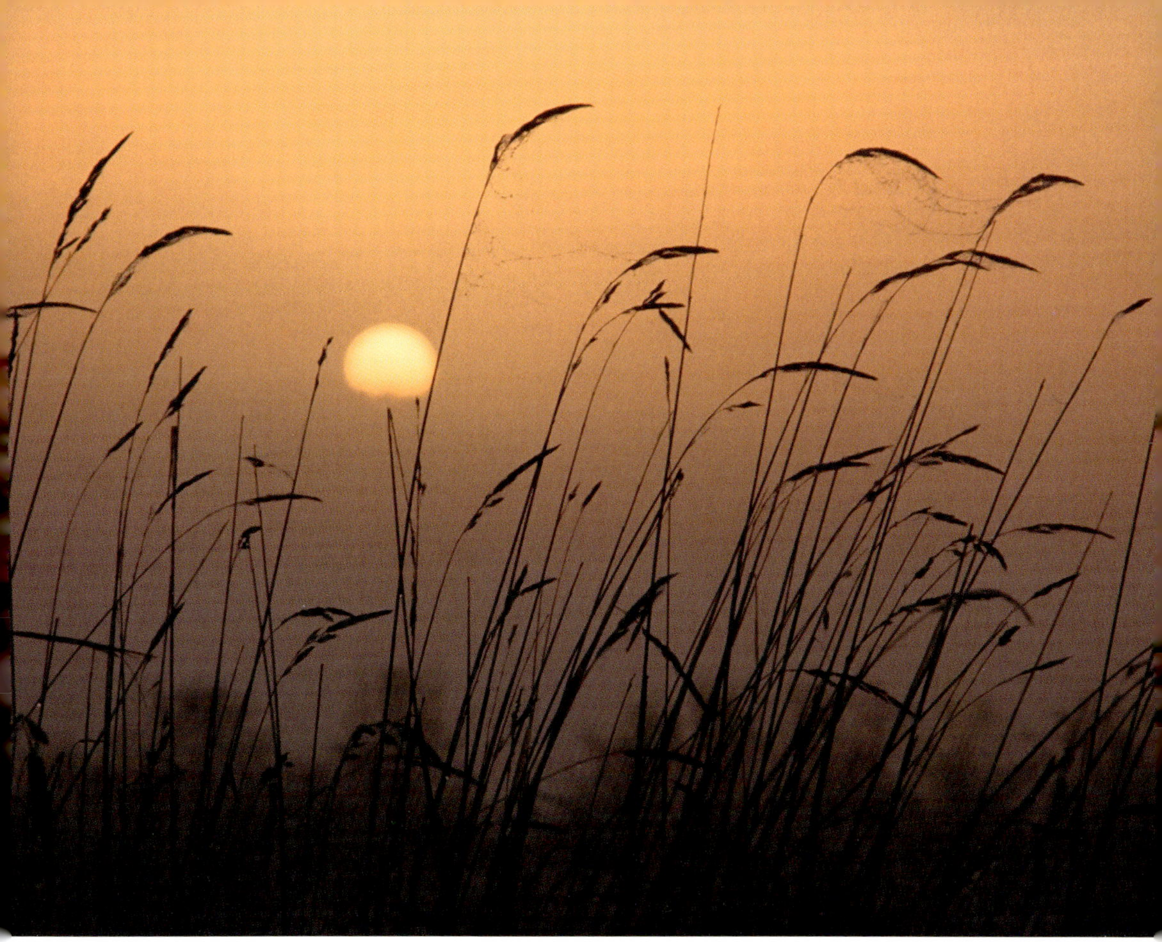

Östrogen- und Gestagendosen und sollte dem natürlichen Abbau entgegenwirken. Nachdem jedoch zwei große, langfristige Studien mit dieser HRT wegen erhöhter Risiken – unter anderem für Herz-Kreislauf-Erkrankungen und Brustkrebs – abgebrochen worden waren, war es mit der großzügigen Verschreibungspraxis schnell vorbei. Heute wird die HRT nach weitaus strengerer Indikationsstellung eingesetzt. Das bedeutet in der Praxis, dass der Arzt sie nicht mehr wie früher zur Prophylaxe von Wechseljahresbeschwerden verschreibt, sondern nur noch nach einer gewissenhaften Nutzen-Risiko-Abwägung.

Für die Behandlung einer Depression im Rahmen der Wechseljahre bedeutet dies, dass sie heute deshalb im Wesentlichen auf den gleichen Verfahren und Medikamenten basiert, die auch bei anderen Depressionsformen angewandt werden.

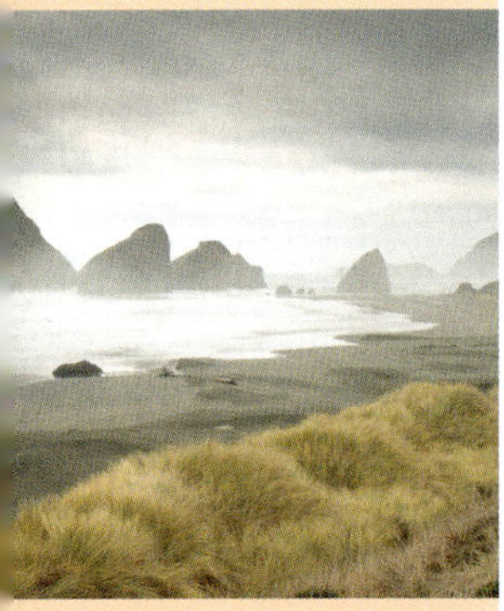

»Wenn wir alt werden, verkriecht sich die Schönheit nach innen.«
Ralph Waldo Emerson, US-amerikanischer Philosoph und Dichter (1803 bis 1882).

Depressionen im Alter

Die gute Nachricht zuerst: Schwere Depressionen sind in der Altersgruppe ab 65 Jahren nicht häufiger als in jüngeren Jahren. So ist nur etwa jeder Hundertste ab dem 65sten Lebensjahr von einer Major Depression betroffen – bei Frauen beträgt der Anteil 1,4 Prozent, bei Männern 0,4 Prozent. Depressive Symptome, die nicht die Kriterien der Major Depression erfüllen, finden sich allerdings bei ca. 10 bis 25 Prozent der älteren Bevölkerung.

Dennoch sind diese Depressionsformen ernst zu nehmen: Zumeist gehen diese altersbedingten Depressionen bei fortgeschrittenem Alter mit körperlichen Erkrankungen oder Demenzerkrankungen einher. Die Palette ist naturgemäß groß und reicht von der Zuckerkrankheit (Diabetes mellitus) über Herz-Kreislauf- und Tumor-Erkrankungen bis zur Alzheimer Demenz und anderen Demenzformen.

Wenn das Gedächtnis nachlässt

Dass körperliche Erkrankungen oft mit Depressionen einhergehen, haben wir bereits erwähnt. An dieser Stelle deshalb nur noch ein paar Worte zum Thema »Demenz und Depressionen«: Wenn ein – in der Regel älterer Mensch – feststellt, dass seine kognitiven Fähigkeiten nachlassen, er sich z.B. schlechter an kürzliche Ereignisse erinnert, Schwierigkeiten bei der Wortfindung feststellt, Dinge auffällig oft verlegt (an Orte, wo sie nicht hingehören), ist dies natürlich auch ein psychischer Belastungsfaktor. Möglicherweise quält diesen Menschen dann die Angst, er könne an Alzheimer erkrankt sein, fürchtet sich davor, den Arzt deswegen aufzusuchen und »verkriecht« sich regelrecht in einer Depression.

Möglich ist aber auch, dass die gleichen Änderungen am Gehirn, die für eine Demenzerkrankung verantwortlich sind, die Depressionen auslösen. Möglich auch, dass beide Erkrankun-

gen – Depression und Demenz – parallel existieren oder dass Depressionen entstehen, wenn pflegebedürftige Demenzkranke nicht richtig behandelt werden.
Alle diese Möglichkeiten bestehen, Forschungen auf diesem Gebiet laufen momentan in vollem Gang. Untersuchungen haben gezeigt, dass – richtige Behandlung vorausgesetzt – die meisten älteren depressiven Patienten keine anhaltenden kognitiven Probleme behalten, sofern sie nicht beispielsweise an Alzheimer erkrankt sind. In diesem Zusammenhang sei noch erwähnt, dass etwa zehn Prozent aller an Demenz erinnernden Erkrankungen reversibel sind, sich also bei entsprechender Behandlung zurückbilden können. Dabei handelt es sich oft um Demenzsymptome, die durch Medikamente hervorgerufen werden: Verschreibt der Arzt ein anderes Medikament, verschwinden auch die Symptome. Hinzu kommt, dass weitere 15 bis 50 Prozent der Demenzen – hier sind die Experten unterschiedlicher Meinung – zum Teil aufgrund von Durchblutungsstörungen des Gehirns auftreten und damit zumindest teilweise behandelbar sind. Wichtig ist an dieser Stelle deutlich zu sagen: Das leider nur begrenzt beeinflussbare Schreckgespenst Alzheimer ist jedenfalls nur für einen Teil der Demenzen verantwortlich!

Bitte melden!

Auch wenn Sie glauben, dass Ihr Angehöriger möglicherweise an einer Demenz – und nicht primär einer Depression – erkrankt ist, sollten Sie ihn unbedingt zum Arztbesuch bewegen: Oft gibt es wirksame Hilfe, weil sich die Ursachen beheben oder begrenzen lassen, z. B. Nebenwirkungen von Medikamenten oder Durchblutungsstörungen im Gehirn. Sogar die gefürchtete Alzheimer Krankheit lässt sich heute mit Medikamenten wirksam herauszögern und sie begleitende depressive Symptome sogar recht gut behandeln.

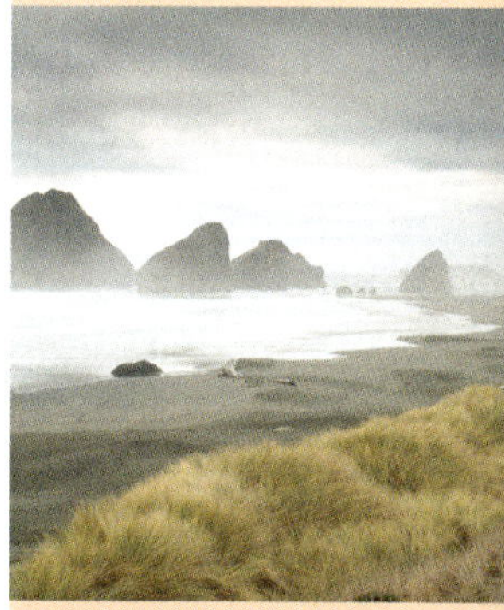

Was im Falle einer Demenzerkrankung leider nicht zutrifft: »Die Erinnerung ist das einzige Paradies, aus dem wir nicht vertrieben werden können.« Jean Paul, eigentlich: Johann Paul Friedrich Richter, deutscher Dichter, Publizist und Pädagoge (1763 bis 1825).

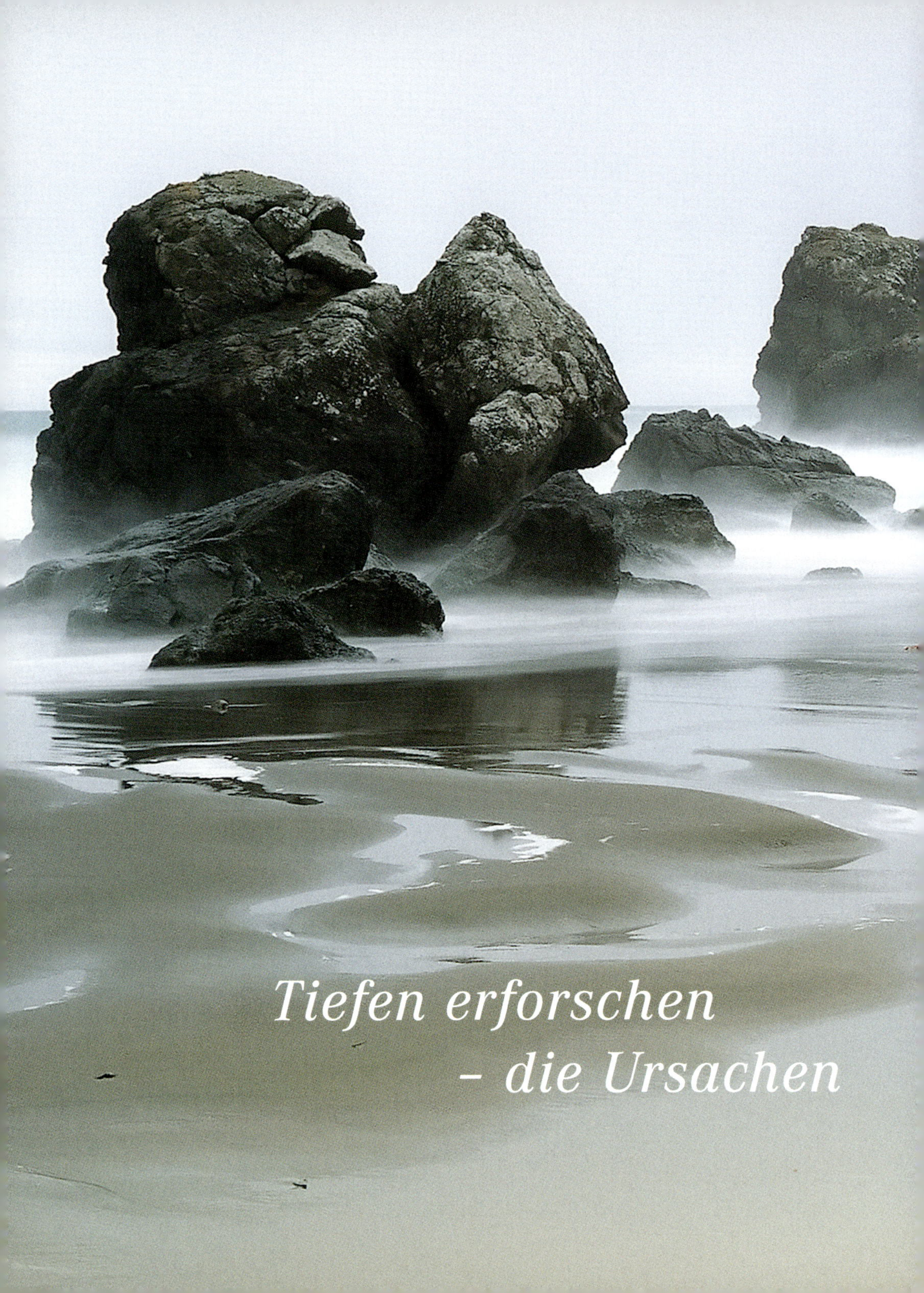

Tiefen erforschen – die Ursachen

Da der Mensch ein hoch komplexes Wesen ist, können auch die Ursachen für seine Erkrankungen vielfältiger Natur sein. Dennoch ist es möglich, sie zu strukturieren und anhand dessen herauszufinden, wo der behandelnde Arzt oder man selbst ansetzen kann.

Auf den Grund gehen

Vereinfacht gesagt gibt es zwei verschiedene Modelle, welche die Entstehung von Depression zu erklären versuchen: Das eine ist das biologische, das die Ursachen der depressiven Symptome in chemisch-biologischen Faktoren mit der Folge eines Ungleichgewichtes von Nervenbotenstoffen (Neurotransmittern) im Gehirn sieht. Das andere ist das psychologische bzw. psychosoziale, das die Ursachen in der persönlichen Geschichte bzw. dem Verhalten des Betroffenen ausmacht. Aber auch psychologische Faktoren führen schließlich zu Veränderungen der Neurotransmitter im Gehirn, so dass diese letztlich der gemeinsame Faktor, nicht aber der Ursprung sind.

Depressionen allein auf der Basis der Biologie unseres Nervensystems festmachen zu wollen, greift zu kurz, auch wenn Medikamente, die genau dort ansetzen, nachgewiesenermaßen sehr wirksam sind. Doch auch die persönliche Geschichte und das Verhalten allein zu betrachten, reicht nicht aus. Schließlich gibt es auch eine genetische Veranlagung zu affektiven Störungen, körperliche Erkrankungen sowie physikalische Faktoren – etwa der Mangel an hellem Tageslicht bei den saisonalen affektiven Störungen – die zu einer Depression führen können.

Depressionen werden heute deshalb als ein meist multifaktorielles – das heißt von verschiedenen Faktoren abhängiges – Ereignis betrachtet, das entsprechend multifaktoriell behandelt werden sollte (siehe Grafik, Seite 50), also die verschiedenen Bereiche des Menschen berücksichtigend.

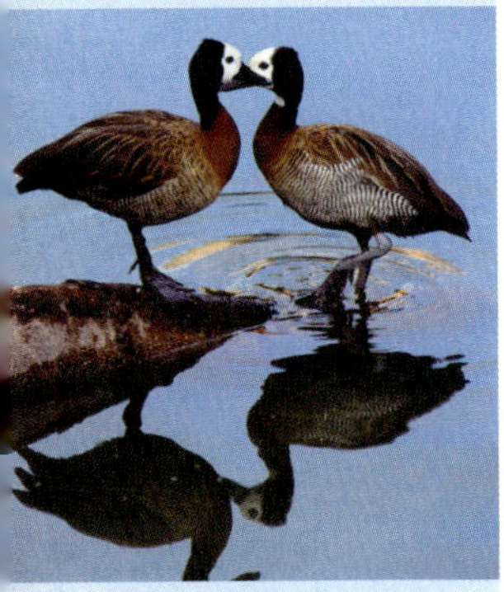

»Vererbung ist ein Autobus, in dem alle unsere Vorfahren sitzen und aus dem ab und zu einer von ihnen den Kopf heraussteckt und uns aus der Fassung bringt.« Oliver Wendell Holmes, US-amerikanischer Arzt und Dichter (1809 bis 1894).

Das Ursachenmodell

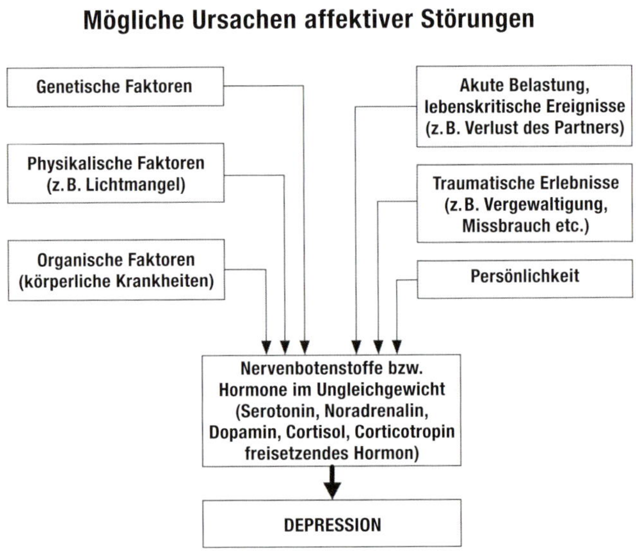

Quelle: Lemke, M. R., Affektive Störungen, 2004

Sind Depressionen angeboren?

Niemand wird mit Genen geboren, die ihn unweigerlich depressiv werden lassen. Wie Sie auf dem Schaubild oben sehen, gehören genetische Faktoren – also die Erbinformationen, die wir von unseren Eltern mitbekommen haben – sehr wohl mit zu den verursachenden Faktoren.

Am besten lässt sich die Vererbung meist an eineiigen und zweieiigen Zwillingen zeigen. Im Falle der Major Depression beträgt die so genannte Konkordanzrate – das bedeutet, dass beide Zwillinge erkranken – bei eineiigen Zwillingen knapp 60 Prozent, für zweieiige hingegen nur knapp 15 Prozent. Da eineiige Zwillinge exakt die gleichen Gene besitzen, die Erbanlagen bei zweieiigen

Zwillingen hingegen nur zu etwa der Hälfte identisch sind, liegt es nahe, dass diese vervierfachte Konkordanz genetische Ursachen hat.
Sie werden jetzt vielleicht einwenden, dass Zwillinge schließlich in den meisten Fällen auch unter den gleichen Lebensumständen aufwachsen, mithin auch den gleichen psychisch und sozial prägenden Faktoren ausgesetzt sind – ein Umstand, der bei eineiigen Zwillingen von den Eltern durch identische Kleidung etc. oftmals sogar auf die Spitze getrieben wird. Doch auch bei getrennt, also in unterschiedlicher Umgebung aufgewachsenen Zwillingen, zeigt sich eine ähnliche Übereinstimmung, wie Studien ergeben haben. Die Umgebung allein kann also nicht dafür verantwortlich sein. Dies belegen im Übrigen auch Studien an Familien, wonach das Risiko steigt, je mehr Familienmitglieder an einer affektiven Störung erkrankt: So beträgt das Erkrankungsrisiko für Kinder von zwei an Depressionen leidenden Eltern immerhin 55 Prozent.

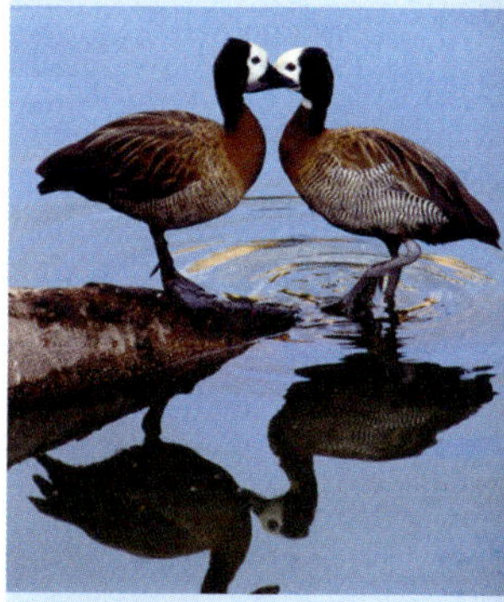

Aufgrund der erblichen Komponente von Depressionen sollte man bei einer familiären Häufung von Depressionen – etwa bei den Eltern – Augen und Ohren besonders offen halten. Sie wissen ja: Nur eine erkannte Depression kann behandelt werden.

Die depressive Persönlichkeit

Um die typisch depressive Persönlichkeit zu beschreiben bzw. ihren Werdegang zu erklären, werden im Wesentlichen vier Modelle herangezogen: das tiefenpsychologische, das kognitive, das Modell der »erlernten Hilflosigkeit« und das so genannte Verlustmodell.

Das tiefenpsychologische Modell

Das tiefenpsychologische Modell besagt, dass es weit unterhalb der Schwelle unseres bewussten Erlebens, Denkens, Empfindens und Verhaltens eine Schicht der Psyche gibt, in der »verbotene« Wünsche, Fantasien bzw. Konflikte existieren. Diese oft als dunkle Seite bezeichnete andere Hälfte unseres Seins bestimmt

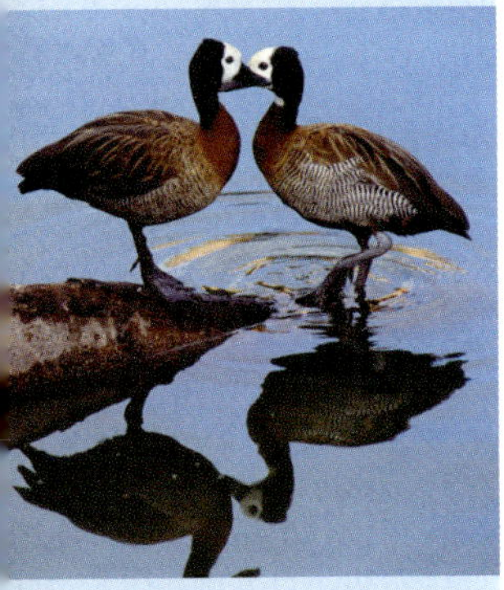

»Es hilft nichts, die Vergangenheit zurückrufen zu wollen, außer sie wirkt noch in die Gegenwart hinein.« Charles Dickens, britischer Schriftsteller (1812 bis 1870), war selbst depressionskrank.

unser Denken und Handeln mit, ohne dass wir uns dessen jemals bewusst werden. Solche unbewussten Motive entstehen vor allem in der frühen Kindheit und gründen sich auf die Art und Weise, wie unsere engsten Bezugspersonen – in der Regel also Mutter und Vater – mit uns umgegangen sind sowie einschneidende Erlebnisse während dieser wichtigen Phase.

Wie kommt es hier zu Depressionen?

Prägend für die depressionsgefährdete Persönlichkeit sind meist ein Mangel an Zuwendung oder aber auch eine überfürsorgliche »Verwöhnhaltung« der Bezugsperson(en).

Die Gründe, warum Eltern ihrem Kind nicht genügend Zuwendung bzw. eine Überbehütung entgegenbringen, können natürlich sehr unterschiedlicher Natur sein: Die Mutter beispielsweise kann selbst an einer Depression erkrankt sein, früh versterben oder aufgrund ihrer eigenen Persönlichkeitsstruktur sowie eventuell der Partnerbeziehung das Kind zur Kompensation eigener Ängste »missbrauchen«.

In der Konsequenz kann das Kind dadurch zu einer Persönlichkeit heranreifen, die ein überstarkes Bedürfnis nach Zuwendung und Nähe hat und deshalb symbiotische Beziehungen zu verwirklichen sucht. Oder der Mensch erhofft sich durch überhöhte Leistungsanforderungen an sich selbst (der »150-Prozent-Typ«, oder »Workaholic«) von anderen jene Anerkennung, die er sich selbst nicht geben kann (siehe Grafik rechts).

Diese Persönlichkeitsmuster sind an sich natürlich keine Krankheit und gehören sogar zu den gesellschaftlich erwünschten Eigenschaften – denken Sie nur an das positive Bild symbiotischer Beziehungen in klassischen Liebesfilmen oder das Ideal der »typisch deutschen« Gründlichkeit und Leistungsbereitschaft. Lassen sich diese Kompensationsmechanismen aber nicht realisieren – sei es, dass der Partner keine Symbiose zulässt oder

Das tiefenpsychologische Modell

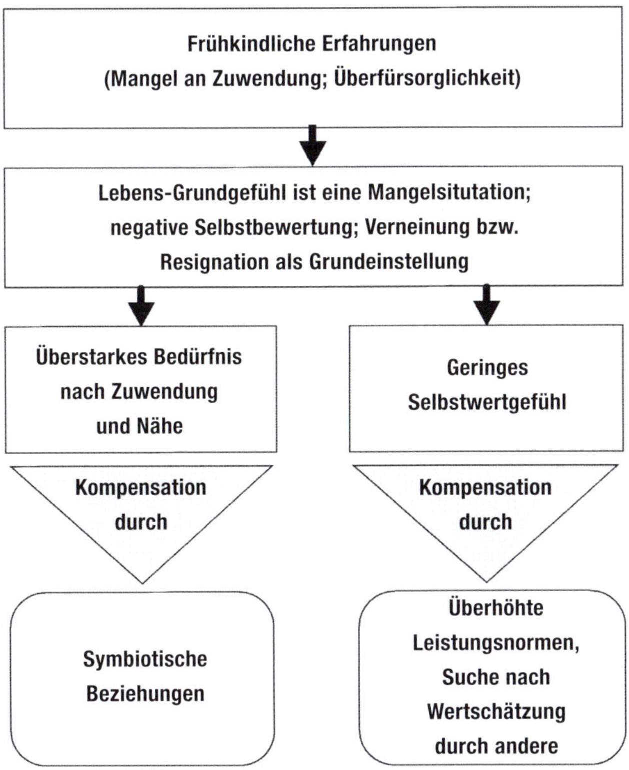

Nach: Wolfersdorf, M., Depressionen verstehen und bewältigen, 2002

sich trennt, sei es, dass die überhöhten Leistungsanforderungen vom Umfeld nicht ausreichend gewürdigt werden und kommen dann eventuell auch noch Schicksalsschläge hinzu, so entsteht auf dem Boden dieser Persönlichkeitsstrukturen leichter eine Depression.

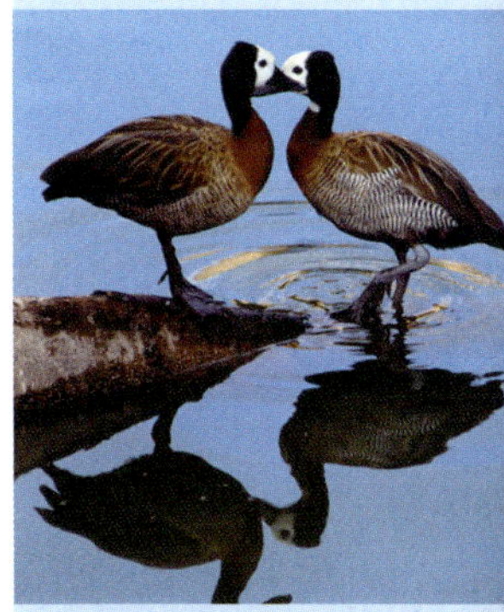

»Zwei Dinge sollen Kinder von ihren Eltern bekommen: Wurzeln und Flügel.« Johann Wolfgang von Goethe, deutscher Dichter (1749 bis 1832), war selbst depressionskrank.

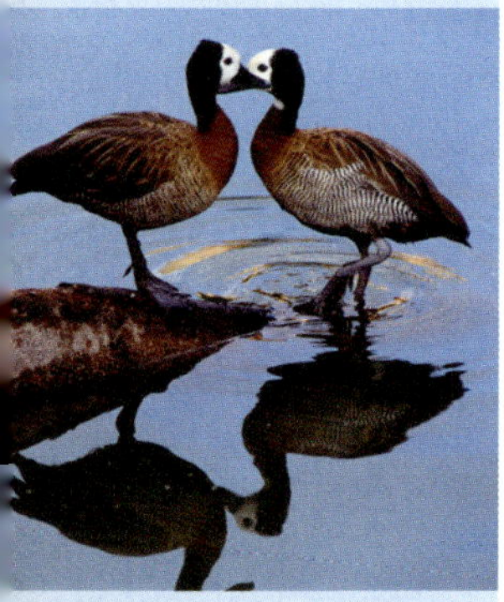

»Wer wahren Wert nicht kennt, nimmt das Wichtige für unwichtig und das Unwichtige für wichtig.«
Lü Bu We, chinesischer Kaufmann, Politiker und Philosoph (ca. 300 v. Chr. bis ca. 235 v. Chr.).

Das kognitive Modell

Während das tiefenpsychologische Modell davon ausgeht, dass es negative Gefühle und Stimmungen sind, die zu den depressiven Gedanken (z. B. »ich bin unfähig«, »ich bin nichts wert«) führen, geht das kognitive Modell (lateinisch: cognoscere = denken) vom Gegenteil aus: Negative Gedanken lösen negative Gefühle und Stimmungen aus.

Nach diesem Modell gibt es bestimmte typische Denkfehler, die dann erst im zweiten Schritt dazu führen, dass sich der Betroffene auch tatsächlich so fühlt. Folgende typische Denkfehler sind möglich:

- Depressionskranke neigen dazu, einzelne negative Erlebnisse zu verallgemeinern. Beispiel: »Gestern hat mich meine Nachbarin schon wieder so schief angeguckt, und heute hat mich der Chef angefahren, nachdem ich einen Fehler gemacht hatte. Kein Mensch mag mich!« Die gesunde Reaktion wäre: »Meine Nachbarin mag mich eben nicht – aber mich muss ja nicht jeder mögen. Und so einen Fehler wie heute mache ich einfach nicht noch einmal.«
- Depressionskranke ziehen leicht falsche Schlüsse, die sie nicht an der Realität überprüfen. Beispiel: »Meine Freundin hat sich jetzt schon drei Tage nicht gemeldet. Bestimmt will sie mit mir Schluss machen.« Richtig wäre: »Ich rufe heute abend meine Freundin an, um zu erfahren, warum sie sich nicht gemeldet hat.«
- Depressionskranke nehmen eher negative Eigenschaften an sich wahr. Beispiel: »Wenn ich in Gesellschaft bin, schweige ich immer nur.« Gesund wäre der Zusatz: »Dafür bin ich aber ein guter und aufmerksamer Zuhörer.«
- Depressionskranke geben stets sich selbst für alles die Schuld. Beispiel: »Mein Freund hat heute schon den ganzen Tag schlechte Laune. Bestimmt, weil ich heute morgen länger ge-

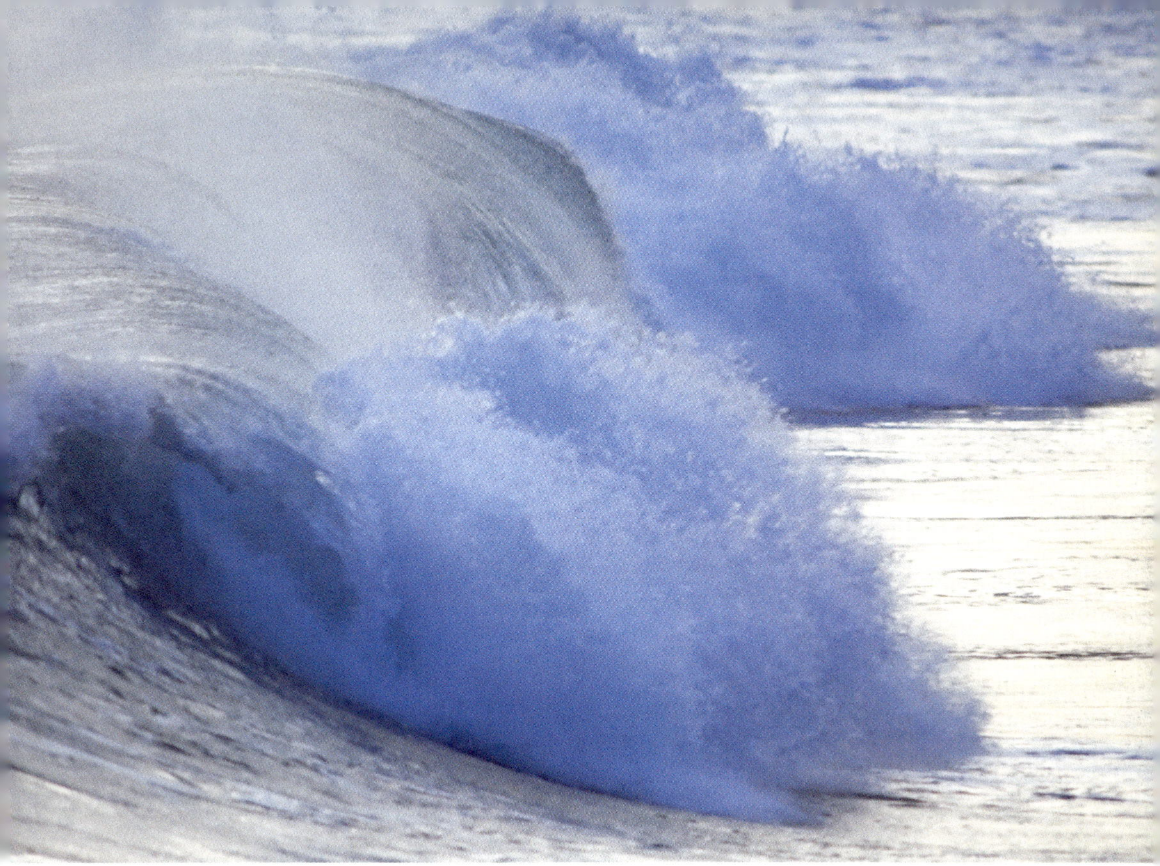

schlafen habe als er.« Richtig wäre: »Wenn er morgen wieder so miese Laune hat, werde ich ihn mal fragen warum. Vielleicht hat er Ärger im Büro?«

- Depressionskranke werten Ereignisse oft in unangemessener Weise. Beispiel: »Ich habe zwar neulich meine Theorie-Prüfung mit einer Eins bestanden, aber das hätte wohl jeder geschafft. Gestern habe ich aber zweimal meine Brille verlegt. Ich glaube, mit meinem Kopf stimmt was nicht.« Richtige Betrachtungsweise: Dass eine Eins in der Theorie-Prüfung sehr dafür spricht, dass mit dem Kopf alles in Ordnung ist und dass das Brilleverlegen fast jedem ab und zu passiert, sieht der Betroffene nicht.
- Depressionskranke neigen zum Schwarz-Weiß-Denken. Beispiel: »Ich bin völlig unselbstständig.« Die gesunde Einschätzung wäre: »In manchen Belangen brauche ich tatsächlich viel Hilfestellung. In anderen Angelegenheiten wiederum kann ich anderen helfen.«

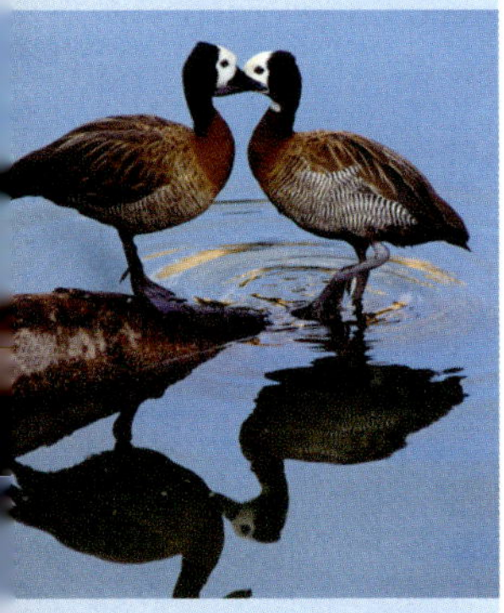

»Meistens belehrt uns erst der Verlust über den Wert der Dinge.« Arthur Schopenhauer, deutscher Philosoph (1788 bis 1860), war selbst depressionskrank.

Das Modell der erlernten Hilflosigkeit

Das Modell der erlernten Hilflosigkeit geht davon aus, dass es im Leben des Depressiven eine besonders schlimme oder mehrere (auch weniger dramatische) Situationen gegeben hat, die er nicht kontrollieren und/oder durchschauen konnte. Die Folge davon ist dann, dass der Betroffene stets annimmt, er könne Situationen ohnehin nicht ändern – selbst bei Lebensereignissen, in denen er durchaus die Initiative ergreifen und etwas ändern könnte. Er fühlt sich dem gesamten Geschehen hilflos ausgeliefert – »wie ein Blatt im Wind« – und verliert dadurch Motivation und Antrieb, aktiv am Leben teilzunehmen. Die Folge ist Resignation, zumeist wird der Betroffene apathisch und zeigt schließlich die bekannten Symptome einer Depression.

Das Verlustmodell

Grundlage des menschlichen sozialen Verhaltens – und vieler weiterer menschlicher Eigenschaften – ist das Lernen durch positive Verstärkung. Um es in einem Beispiel zu sagen: Wenn Sie als Kind immer dann von Ihrer Mutter angelächelt, in den Arm genommen oder auf andere Weise belohnt wurden, wenn Sie ihr oder anderen einen Gefallen getan haben, so werden Sie durch diese positive Verstärkung aller Wahrscheinlichkeit nach gelernt haben, dass es gut ist, anderen zu helfen. Auf die gleiche Weise lernen wir, dass wir Anerkennung bekommen, wenn wir unseren Beruf gut machen, wenn wir unseren Lebenspartner wertschätzen und versuchen, ihm das Leben so angenehm wie möglich zu machen, wenn wir die Menschen in geselliger Runde unterhalten oder zum Lachen bringen usw.

Das Verlustmodell der Depressionen geht nun davon aus, dass uns einer oder sogar mehrere solcher positiver Verstärker wegbrechen – etwa durch den Verlust des Lebenspartners und/oder der Arbeit – und dass dieser Verlust uns depressiv werden lässt.

Diese depressive Stimmung sorgt dafür, dass wir dann andere gewohnte positive Verstärkungen nicht mehr bekommen, z. B. weil wir in Gesellschaft eben nicht mehr unterhaltend oder lustig sind bzw. schließlich gar nicht mehr unter Leute gehen. Die depressive Stimmung sorgt so auch dafür, dass wir keine neuen positiven Verstärker gewinnen: Da der Depressionskranke ja eher die Gesellschaft meidet, hat er natürlich geringe Chancen, beispielsweise einen neuen Partner kennen zu lernen. Nach dem Verlustmodell ist die Depression also eine ständige Abwärtsspirale bzw. ein klassischer Teufelskreis.

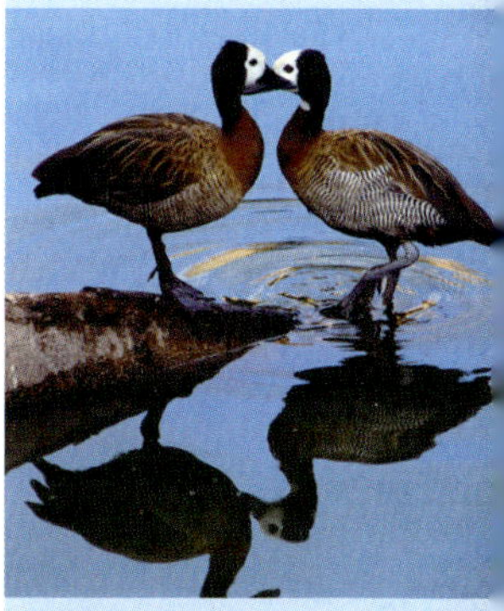

»Man braucht nichts im Leben zu fürchten, man muss nur alles verstehen.« Marie Curie, polnische Chemikerin und Physikerin (1867 bis 1934), war selbst depressionskrank.

Versuch einer Einschätzung

Wenn man Sie jetzt fragen würde, welches Modell Sie für das wohl Zutreffende halten – was würden Sie antworten? In sich plausibel sind alle Modelle. Und welches man favorisiert, hängt sicher sehr stark von den eigenen Erfahrungen ab. Wenn ein Angehöriger von Ihnen unter Depressionen leidet, werden Sie möglicherweise versuchen, Indizien zu finden, die das eine oder das andere Modell bestätigen. Eine solche Spurensuche mag sinnvoll sein oder auch nicht. Dies hängt stark vom Einzelfall ab. Besser ist es allemal, gemeinsam mit einem Fachmann (Psychiater oder dafür ausgebildeten Psychologen) nach möglichen lebensgeschichtlichen Ursachen zu fahnden. Die Modelle bilden im Grunde genommen ohnehin kein Entweder-oder, sondern sind immer als ein Sowohl-als-auch zu verstehen. Denn natürlich ist die Berücksichtigung frühkindlicher Erfahrungen wichtig: In dieser Lebensphase werden nun einmal Weichen für unser Erwachsenenleben gestellt – allein durch die Art und Weise, wie unsere soziale Umwelt mit uns umgeht. Während dieser Zeit gewinnt unser Gehirn an Struktur, werden Verknüpfungen zwischen Nervenzellen gebildet, entwickelt sich so etwas wie eine Ordnerstruktur (in An-

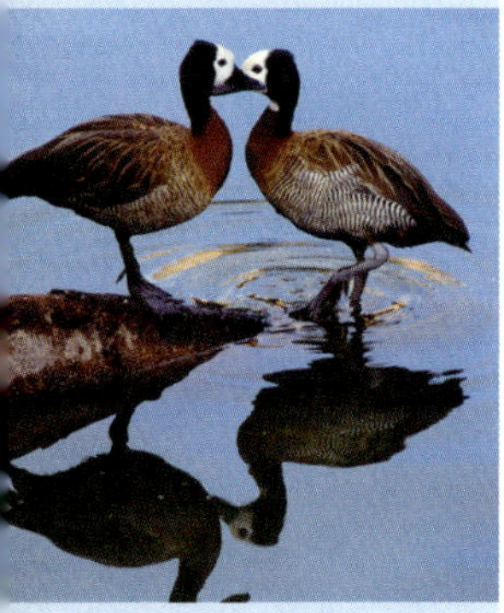

»Solange das Gehirn ein Geheimnis ist, wird auch das Universum ein Geheimnis bleiben.« Santiago Ramón y Cajal, spanischer Mediziner (1852 bis 1934).

lehnung an den Ordnerbegriff aus der Computerwelt), in die wir Erlebnisse einordnen und die wir – und das gehört untrennbar dazu – mit angenehmen oder unangenehmen Gefühlen verbinden.
Was aber spricht dagegen, dass solche frühkindlichen Erfahrungen unser Gefühlsleben nachhaltig beeinflussen und negative Gedankengänge diese negativen Gefühle am Leben erhalten oder sie verschlimmern können? Auch das Modell der erlernten Hilflosigkeit sowie das Verlustmodell lassen sich nahtlos in dieses Sowohl-als-auch-Gefüge einbinden. Was die Ursachenforschung angeht, ist es deshalb wohl nur eine Frage der Gewichtung, welche im Einzelfall wohl die Wichtigsten sind. Wichtig wird diese jedoch erst bei der Wahl der Behandlungsmethode, genauer: bei der Wahl einer geeigneten Psychotherapie (siehe Seite 87ff.).

Die Chemie unserer Gedanken und Gefühle

Unser Gehirn besteht aus etwa 100 Milliarden Nervenzellen (100.000.000.000; 10 hoch 11), von denen fast jede mit zahlreichen anderen Nervenzellen verbunden ist. Auf diese Weise ergibt sich ein Netzwerk von etwa 1 Billiarde (das sind dann 1.000.000.000.000.000; 10 hoch 15) Verbindungsstellen zwischen Nervenzellen. Was hier, in diesem unvorstellbaren Schaltungsgeflecht vor sich geht, bildet unsere Welt: unsere Wahrnehmung, unsere Gefühle, unser Denken und Erinnern.
Die Kommunikation zwischen den Nervenzellen verläuft über elektrische Impulse. Dazu muss zwischen den einzelnen Zellen ein Spalt überwunden werden, der so genannte synaptische Spalt. Zu diesem Zweck wird der elektrische Impuls in ein chemisches Signal in Form eines Nervenbotenstoffes (Neurotransmitter) umgewandelt. Dieser durchquert den Spalt und gibt die Information an die nächste Nervenzelle weiter, wo sie wieder in ein elektrisches Signal umgewandelt wird – und so weiter.

Kleiner Ausflug in die Geschichte

Vielleicht erinnern Sie sich noch an die Euphorie der 60er Jahre des 20. Jahrhunderts. Damals entstand die weit verbreitete Meinung, Vererbung spiele in Sachen Persönlichkeitsentwicklung und Intelligenz überhaupt keine oder höchstens eine untergeordnete Rolle. Die damalige Theorie war im Grunde die vom unbeschriebenen Blatt: Alles, was die Erziehung (sprich die soziale Umwelt) im Baby und Kleinkind anlegt, wird auch später Realität, weitgehend unabhängig von den Genen.

So weit würde heute kein Mensch mehr gehen. Man weiß heute vielmehr, dass bestimmte Gene (meist sogar eine ganze Reihe) auch für psychische Eigenschaften mitverantwortlich sind. Natürlich sind diese unsere psychischen Eigenschaften viel zu komplex, als dass sie von nur einem einzigen Gen abhängig wären. Doch die genetische Gesamtausstattung gibt so etwas wie ein Klima oder eine Grundstimmung vor, auf deren Basis Erfahrungen bewertet und gespeichert werden. Entsprechend wurden auch bereits mehrere Gene identifiziert – oder stehen im Verdacht – die an der Entstehung von depressiven Erkrankungen mit beteiligt sind. Das »unbeschriebene Blatt« stimmt deshalb ebenso wenig wie die Vorstellung, psychische Erkrankungen würden allein durch unser Erbgut bestimmt.

Erblich vorbelastete Menschen müssen keinesfalls depressiv werden, wenn nicht weitere Faktoren aus der sozialen Umwelt hinzukommen; andererseits können auch Menschen depressiv werden, die keine erblichen Faktoren diesbezüglich besitzen. Auch die sozialen Faktoren können in die Depression führen. Nur: Die Wahrscheinlichkeit ist erhöht, wenn entweder die Gene entsprechend aussehen oder die sozialen Einflüsse ungünstig sind.

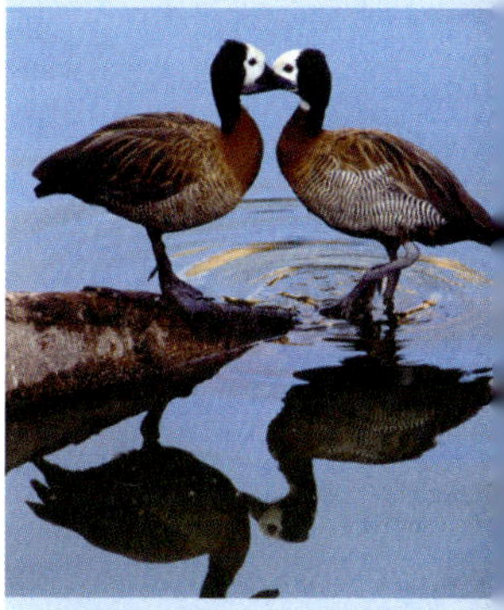

»Der tiefste Grund unsres Daseins ist individuell, sowohl in Empfindungen als in Gedanken.« Johann Gottfried von Herder, deutscher Schriftsteller, Philosoph und Theologe (1744 bis 1803).

Potenzielle Fehlerquellen

Führen wir uns noch einmal glasklar vor Augen, womit wir es im Augenblick zu tun haben. Die Art und Weise, wie unsere Nervenzellen – vor allem im Gehirn, aber auch anderswo – funktionieren, bestimmt die Art und Weise unseres Denkens, Wahrnehmens

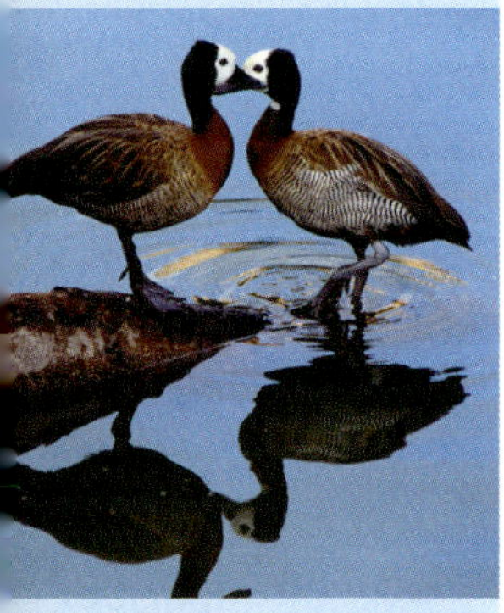

Die Botenstoffe Serotonin und Dopamin haben sich als »Glückshormone« einen Namen gemacht. Ihre Produktion kann man anregen, indem man sich an der frischen Luft bei Tageslicht sportlich betätigt.

und Empfindens. Und wie sie funktionieren hängt von verschiedenen Faktoren ab. Da ist zum einen die Fähigkeit der Nervenzelle, den elektrischen Impuls zu leiten und daraus ein chemisches Signal entstehen zu lassen. Im nächsten Schritt muss dieses Signal den Spalt durchqueren und auf der anderen Seite wieder korrekt in einen elektrischen Impuls umgewandelt werden – auch da darf kein Fehler passieren. Und das sind nur die offensichtlichsten Stellen, an denen alles glatt laufen muss.

Denn diese Fähigkeiten der Nerven sind wiederum abhängig von einer schier unüberschaubaren Zahl anderer Faktoren: beispielsweise dem hormonellen Gleichgewicht, das an verschiedenen Stellen gestört werden kann, einem ausreichenden Angebot an Baustoffen für die Nervenzellen wie Cholesterin, Mineralstoffen, Vitaminen und Spurenelementen, den korrekten Bauplänen (Erbsubstanz) für sämtliche Eiweiße der Nervenzellen, der Nervenbotenstoffe sowie gleichzeitig der korrekten Ausführung dieser Baupläne. Angesichts der Vielschichtigkeit der Vorgänge sowie ihrer Geschwindigkeit ist es eigentlich ein Wunder, dass die meisten Menschen geistig und psychisch gesund sind, dass das alles in der Regel reibungslos funktioniert.

Wenn Gehirnzellen streiken

Es liegt auf der Hand, dass ein komplettes Absterben von Nervenzellen im Gehirn, wie es beispielsweise als Folge eines Schlaganfalls auftreten kann, je nach dem Sitz der Ausfälle im Gehirn unterschiedliche Folgen hat. Das kann z. B. die Empfindungen und die Beweglichkeit von Gliedmaßen betreffen, ebenso gut aber auch das Verstehen von Sprache oder die optische Wahrnehmungsfähigkeit. Auch wenn die Umhüllung der elektrisch leitenden Teile der Nervenzellen (Markscheide; Myelin) zerstört sind, wie es bei der chronisch entzündlichen Erkrankung Multiple Sklerose der Fall ist, treten spezifische Störungen auf: Seh- und

Empfindungsstörungen, Lähmungen u.ä. Hier ist der Zusammenhang ebenso deutlich wie bei dem Absterben von Nervenzellen: Die Umhüllung der Nervenfortsätze (also der elektrisch leitenden Teile) sorgt vor allem für eine ausreichende Geschwindigkeit der Nervenleitung. Ist diese gestört, kommt es zu Ausfällen.

Nervenbotenstoffe im Blickpunkt

Auf den ersten Blick ist der Zusammenhang zwischen dem Auftreten einer affektiven Störung und Problemen des Hirnstoffwechsels ziemlich offensichtlich. So hat sich schon Mitte der 60er Jahre des 20. Jahrhunderts gezeigt, dass Substanzen (z. B. Reserpin), die Nervenbotenstoffe wie Serotonin, Noradrenalin bzw. Dopamin in ihrer Verfügbarkeit im synaptischen Spalt zwischen den Nervenzellen verringern, auch Depressionen auslösen können. Was läge also näher, als die Verfügbarkeit dieser Botenstoffe zu normalisieren – sozusagen wieder aufzutanken – und so gegen die Depression (und in ähnlicher Weise gegen die Manie) vorzugehen? Genau das wurde dann auch umgesetzt. Verschiedene Medikamente bzw. Substanzgruppen sind in der Lage, die Verfügbarkeit der Nervenbotenstoffe zu normalisieren. In der Praxis haben sich diese Medikamente glücklicherweise auch als äußerst wirksam erwiesen. Allerdings sind die tatsächlichen Wirkmechanismen – so weiß man heute – nochmals komplizierter, als bereits beschrieben.

Eine kurze Anmerkung zum Thema Nervenbotenstoffe: Glauben Sie nicht alles, was Ihnen dazu in Zeitungen und Zeitschriften serviert wird. Die dort oft verkürzten Darstellungen berücksichtigen nur in Ausnahmefällen die ganze Bandbreite der Forschung. Mit Schlagworten der Marke »Glücksbotenstoff entdeckt!« ist weder Depressionskranken noch ihren Angehörigen gedient. Fragen Sie besser Ihren Arzt.

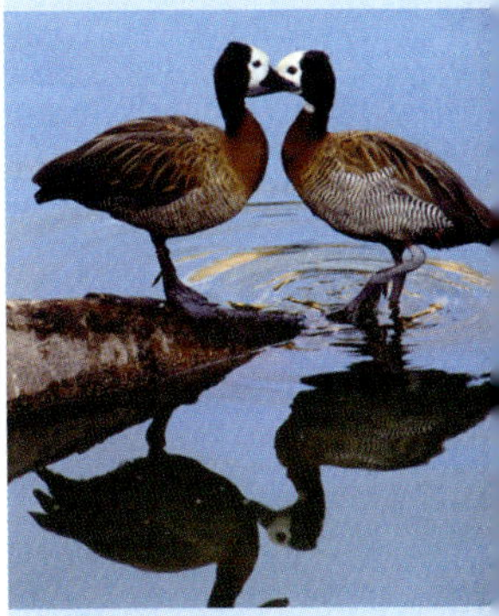

»Ihr jubelt über die Macht der Presse - graut euch nie vor ihrer Tyrannei?« Marie von Ebner-Eschenbach, österreichische Erzählerin (1830 bis 1916).

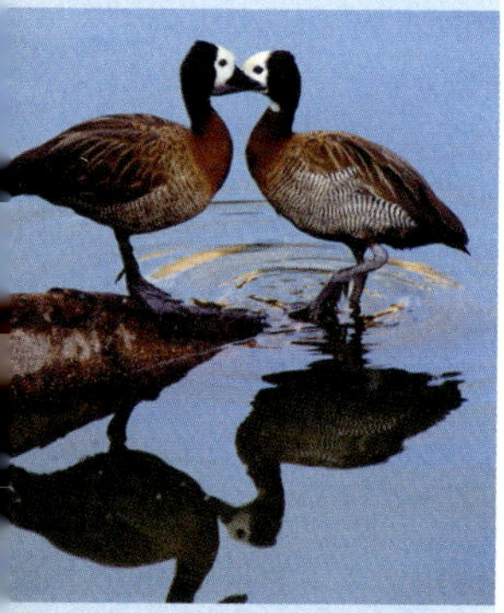

»Zufall ist ein Wort ohne Sinn; nichts kann ohne Ursache existieren.«
Voltaire, französischer Schriftsteller und Philosoph (1694 bis 1778).

Nervenbotenstoffe und Symptome

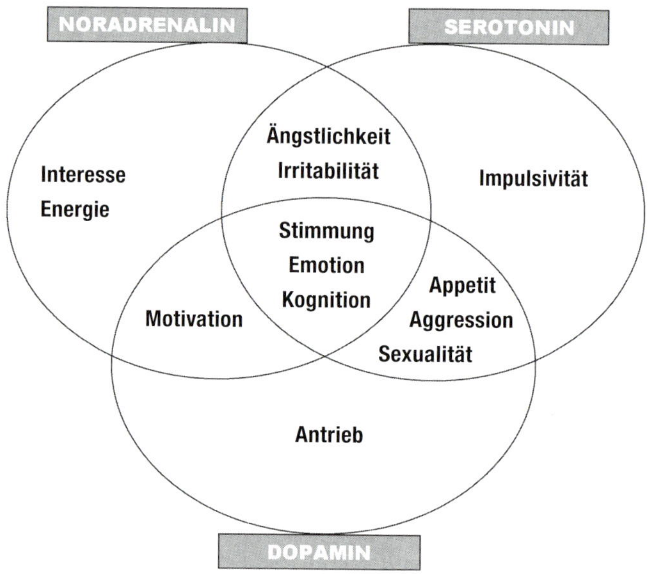

Quelle: Lemke, M. R., Affektive Störungen, 2004

Vertrackte Ursachenforschung

Dass ein Gleichgewicht der Nervenbotenstoffe wie Serotonin, Noradrenalin, Dopamin, GABA aber auch speziellen Rezeptortypen wesentlich für unsere psychische Gesundheit ist und dass verschiedene Medikamente ein aus dem Lot geratenes Gleichgewicht oft wieder herstellen können, steht außer Frage. Doch man sollte annehmen, dass genau das ausreicht: Die Harmonisierung des jeweils ungenügend vorhandenen Botenstoffs. Wenn Sie mit Ihrem Auto liegen bleiben, weil der Tank leer ist, erwarten Sie schließlich auch, dass es wieder anspringt, sobald Sie den Reservekanister in den Tank gefüllt haben – und das zurecht. Doch wenn ein Depressiver den fehlenden Nervenbotenstoff »nachtankt« ist das leider nicht der Fall. Da muss er noch mindestens zwei Wochen warten, bis das »Auto«, sein innerer Motor, wieder anspringt, das heißt, die Depression nachlässt und sich sein Leben normalisiert. Warum?

Aus genau zwei Gründen müssen wir Ihnen die Antwort hier schuldig bleiben:

1. Die Forschung hat schon viele Hintergründe beleuchtet, viele Hypothesen aufgestellt, sie bewiesen oder widerlegt. Dies alles hier wiederzugeben, würde den Rahmen des Buches sprengen. Und am Ende wären wir damit letztlich auch nicht viel schlauer. Denn wirklich gelöst ist das Rätsel bislang nicht.
2. In diesem Buch wollen wir Ihnen natürlich auch die Ursachen aufzeigen. Im Vordergrund aber steht der praktische Charakter – das Buch soll helfen, mit der Realität affektiver Erkrankungen klar zu kommen. Ursachenforschung auf der Ebene Neurochemie, Genetik etc. müssen wir wirklich Spezialisten überlassen.

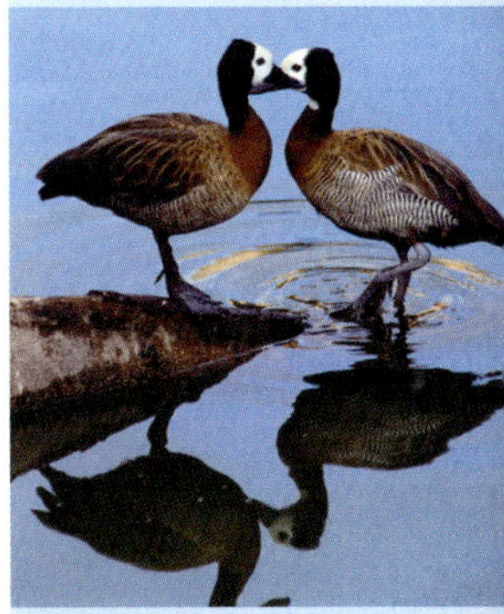

»Jedes gelöste Problem ist einfach.«
Thomas Alva Edison, US-amerikanischer Ingenieur und Erfinder unter anderem des Phonographen (1847 bis 1931).

Wege aus der Dunkelheit – die Behandlung

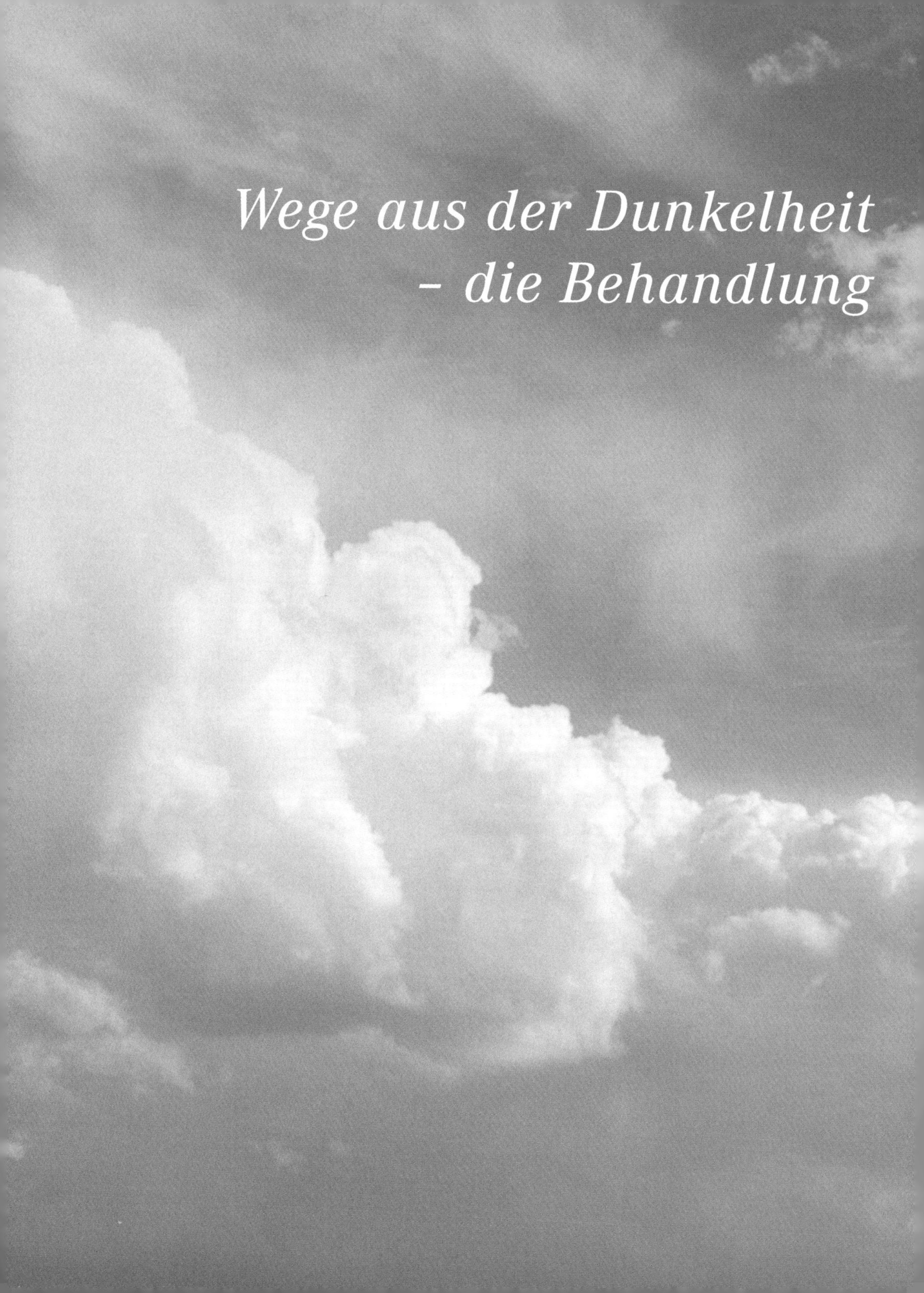

Viele an Depresssionen erkrankte Menschen oder deren Anverwandte sehen oft keinen Weg aus der für alle Beteiligten belastenden Krankheit. Doch es gibt ihn bzw. es gibt mehrere - geben Sie auf keinen Fall die Hoffnung auf.

Aktives Angehen

Zuerst einmal soll hier nochmals ausdrücklich betont werden: Depressionen sind heilbar - aber sie gehören in die Hände von darauf spezialisierten Ärzten.

Die Behandlung affektiver Störungen basiert zumeist auf verschiedenen Medikamenten. In überwiegender Form werden die so genannten Antidepressiva, aber auch Beruhigungsmittel, Neuroleptika oder Mittel zur Anfallsprophylaxe gegeben; als natürliche Alternative hat sich Johanniskraut einen Namen gemacht. Ergänzend kommen eine ganze Reihe von Verfahren in Frage, etwa verschiedene Psychotherapie-Methoden, die so genannte Wachtherapie, bei den Winterdepressionen die Lichttherapie sowie ergänzende Behandlungsformen wie etwa Entspannungsmethoden. Im Folgenden möchten wir Ihnen einen Überblick über die verschiedenen Verfahren geben.

Da die medikamentöse Behandlung die am häufigsten angewandte Therapieform ist - und in den allermeisten Fällen auch die erfolgreichste - beginnen wir mit ihr, auch wenn sie fast ausschließlich (Ausnahme Johanniskraut) in der Hand des Arztes liegt. Sämtliche angewandte Medikamente sind natürlich verschreibungspflichtig. Unter den nicht-medikamentösen Verfahren finden Sie solche, die ebenfalls an einen Fachmann gebunden sind, etwa die verschiedenen Formen von Psychotherapie. Sie werden in diesem Kapitel aber auch Methoden finden, die seltener angewandt werden oder sogar noch im Experimentalstadium sind. Dies geschieht zum Teil, weil sie unter bestimmten Umstän-

Dass manche Medikamente aufgrund von Wechselwirkungen mit anderen Wirkstoffen oder durch falsche Dosierung fatale Folgen haben können, ist unbestritten. Im Kampf gegen die Depression sind Medikamente meist unverzichtbar. Sie grundsätzlich abzulehnen, ist falsch. Nur der Arzt kann entscheiden, wie sie richtig angewendet werden.

den sehr wirksam sehr können, und zum Teil, weil wir Ihnen nichts verschweigen wollen, was Sie möglicherweise irgendwann einmal zum Thema gelesen haben.

Unterstützende Methoden, die sich zum Hausgebrauch eignen, haben wir hier ebenfalls aufgeführt. Wir haben diesen sogar sehr viel Raum eingeräumt, aus einem einfachen Grund: Wenn ein Depressionskranker dazu zu bewegen ist, selbstständig etwas gegen seine Erkrankung zu tun, so sollte man dies unter allen Umständen fördern. Dies sind auch jene Punkte, an denen Sie als Angehöriger ansetzen und den Betroffenen ermuntern können, seine Gesundung mit in die eigenen Hände zu nehmen. Wann immer Sie es schaffen, ihn beispielsweise zum Sport zu animieren, ihm eine Entspannungsmethode nahe zu bringen oder ihn von der heilsamen Wirkung einer Massage – von Ihnen als Masseur? – zu überzeugen, haben Sie einen großen Schritt erreicht. Denn eines der zentralen Symptome von Depressionen ist nun einmal der mangelnde Antrieb. Schaffen Sie hier einen Durchbruch, haben Sie viel gewonnen.

Medikamente als wichtigstes Standbein

Der Oberbegriff der zur Therapie bei Depressionen eingesetzten Medikamente heißt Psychopharmaka. Die Bedeutung des Wortes erschließt sich sofort: Es sind Medikamente (Pharmaka) zur Beeinflussung der Psyche. Mit gut 38 Millionen Verordnungen im Jahre 2003 stehen Psychopharmaka auf Platz 5 der am meisten verschriebenen Arneimittel. Ganze 1,27 Milliarden Euro gaben die gesetzlichen Krankenkassen und die Patienten mit ihren Zuzahlungen für diese Medikamentengruppe aus.

Psychopharmaka wirken, indem sie die Leitung von Signalen im Gehirn beeinflussen (siehe Seite 58ff.). Wenngleich die Wege, auf denen das geschieht, sehr unterschiedlich sind, wollen wir in diesem Kapitel neben dem positiven Effekt auch die möglichen Nebenwirkungen ansprechen – denn ein jedes Medikament, auf das der Mensch anspricht, hat leider auch unerwünschte Nebenwirkungen. Falls Sie das schreckt: Bedenken Sie den hoch komplizierten und komplexen Vorgang im Gehirn, auf den diese Arzneimittel ja immerhin einwirken sollen. Gerade bei Psychopharmaka gilt, dass zwar das Wirkprofil – also wie das Medikament hilft – wichtig ist, dass aber die negativen Nebenwirkungen mit dem Alltagsleben des Patienten vereinbar sein müssen. So kann es sein, dass ein Medikament die Depressionen hervorragend beseitigt und die Nebenwirkung – z. B. ein Zittern der Hände – dem Patienten nichts ausmacht, da er als Bauarbeiter tätig ist. Für einen anderen aber kann diese Nebenwirkung untragbar sein, weil er als Feinmechniker auf eine ruhige Hand angewiesen ist. Daher soll im Folgenden auch auf die häufigsten Nebenwirkungen der Medikamente eingegangen werden. Eine Übersicht der gängigsten Mittel finden Sie ab Seite 135.

Antidepressiva

Um nicht bei jedem der folgenden Medikamente bzw. jeder Medikamentenklasse erneut auf die nur im Detail unterschiedlichen Wirkmechanismen eingehen zu müssen, wollen wir Ihnen hier zunächst die wichtigsten vorstellen. Sie haben bereits erfahren, dass die Nervenbotenstoffe Serotonin, Noradrenalin und Dopamin stets in ausreichender Menge für die Signalübermittlung von Nerzenzelle zu Nervenzelle vorhanden sein müssen. Ist dies nicht der Fall, so kann eine Depression entstehen. In der Konsequenz bedeutet das, dass Medikamente, die besagte Nervenbotenstoffe ins richtige Gleichgewicht bringen oder gar ersetzen – auf bislang nicht komplett geklärte Weise – auch gegen die Depression wirken müssten. Auf diesem Prinzip beruht die Wirkung der Antidepressiva.

Mit Ausnahme von Johanniskraut sind alle genannten Medikamente verschreibungspflichtig. Sie als Angehöriger oder Betroffener haben also nicht die Möglichkeit, die medikamentöse Behandlung in die eigenen Hände zu nehmen. Dennoch sollten Sie wissen, was die vom Arzt verschriebenen Medikamente können und wo ihre Grenzen liegen.

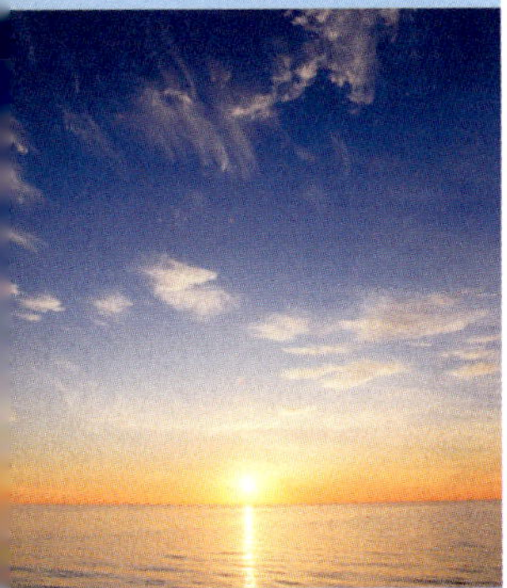

Antidepressiva werden in der Regel in einer über drei bis fünf Tage ansteigenden Dosierung verschrieben – Mediziner nennen dies »einschleichend«. Erst dann erhält der Patient die voll wirksame Dosierung.

Dass allein dieses Ausgleichen der Nervenbotenstoffe nicht die ganze Wahrheit sein kann, ist offensichtlich: Antidepressiva wirken – wie bereits gesagt – nicht sofort, sondern erst nach etwa zwei bis vier Wochen. Die Normalisierung der Nervenbotenstoffe aber erfolgt sofort. Es müssen also andere, nachgeschaltete Mechanismen am Werke sein. Dennoch: Das Ins-Lot-bringen der Neurotransmitter ist der erste Schritt. Dies geschieht vor allem auf zweierlei Weise:

1. Das Medikament verhindert, dass der Nervenbotenstoff (Serotonin und/oder Noradrenalin bzw. Dopamin) im synaptischen Spalt von der Sender-Nervenzelle im Anschluss an die Übertragung des Signals vollständig wieder aufgenommen wird. Man spricht in diesem Fall von einer so genannten Wiederaufnahmehemmung.
2. Das Medikament blockiert ein Enzym (Monoaminooxidase), das den bzw. die Nervenbotenstoffe im synaptischen Spalt abbaut. Diese Medikamenten-Gruppe nennt man auch entsprechend Monoaminooxidase-Hemmer (MAOH bzw. MAOH-R).

Beide Wirkprinzipien führen also zu einer erhöhten Verfügbarkeit der Nervenbotenstoffe und über bislang nicht vollständig aufgeklärte Folgemechanismen zur Beseitigung der Depression.

Ältere Antidepressiva

So genannte trizyklische (z. B. Amitriptylin, Clomipramin, Trimipramin) und in der Folge die tetrazyklischen Antidepressiva (z. B. Maprotilin, Mianserin) bilden die erste und zweite Generation antidepressiver Medikamente. Sie alle haben den bereits erwähnten stimmungsaufhellenden Effekt. Doch darüber hinaus weisen sie sowohl die teils erwünschten Wirkungen – Sedierung (also Dämpfung), Angstlösung, Antriebssteigerung – als auch eine Reihe von unerwünschten Nebenwirkungen (siehe Anhang, Seite 135) aus.

Was jeder über Antidepressiva wissen sollte

Es ist keine Seltenheit, dass Patienten ihre Antidepressiva nicht oder nicht nach Vorschrift einnehmen – ein gefährliches Unterfangen. Damit es dazu nicht kommt, folgende Informationen:

- Antidepressiva machen nicht abhängig! Die Angst davor führt leider viel zu oft zum Abbruch der medikamentösen Therapie. Die Hauptwirkung aller Antidepressiva ist die Stimmungsaufhellung. Je nach Wahl des Medikaments kommen jedoch besagte Nebenwirkungen hinzu. So wirken manche Mittel zugleich dämpfend (sedierend) und/oder angstlösend (anxiolytisch), andere wiederum steigern stärker den Antrieb oder nehmen eine Mittelstellung ein. Welches Mittel der Arzt wählt, hängt also sehr stark ab von der Ausprägung der Symptome.
- Antidepressiva müssen entsprechend dosiert, regelmäßig und über einen längeren Zeitraum eingenommen werden. Man rechnet etwa vier bis sechs Monate für die Akutbehandlung sowie weitere sechs Monate bis zwei Jahre zur Rückfallprophylaxe.
- Sedierende, also dämpfend wirkende Antidepressiva sollten abends eingenommen werden, um übermäßige Tagesmüdigkeit zu vermeiden und einen erholsamen Nachtschlaf zu ermöglichen. Antriebssteigernde Mittel hingegen sind morgens einzunehmen, damit einerseits die gewünschte Aktivierung am Tag erreicht und andererseits der Nachtschlaf nicht zusätzlich gestört wird.
- Die dämpfende, angstlösende bzw. antriebssteigernde Wirkung zeigt sich meist rasch, während die Stimmungsaufhellung erst nach zwei bis sechs Wochen zu erwarten ist. Das sollte nicht dazu verleiten, das Medikament abzusetzen, weil es »ja doch nichts bringt«. Es dauert halt ein wenig.
- Nebenwirkungen von Antidepressiva, etwa Mundtrockenheit oder Verstopfung, sind zu Beginn der Einnahme in der Regel am stärksten. Meist lassen diese unerwünschten Begleiterscheinungen im Laufe weniger Wochen nach.

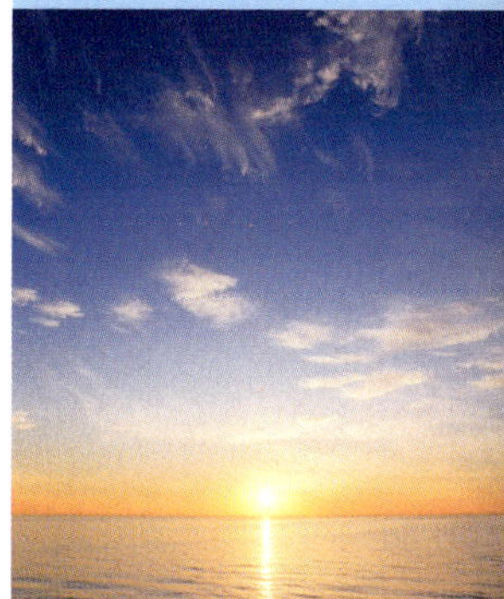

»Gift in den Händen eines Weisen ist ein Heilmittel, ein Heilmittel in den Händen des Toren ist Gift.« Giacomo Casanova, italienischer Abenteurer und Schriftsteller (1725 bis 1798).

Diese kommen dadurch zustande, dass tri- und tetrazyklische Antidepressiva nicht nur jene Bindungsstellen – der Mediziner spricht von Rezeptoren – ansprechen, die letztlich für die stim-

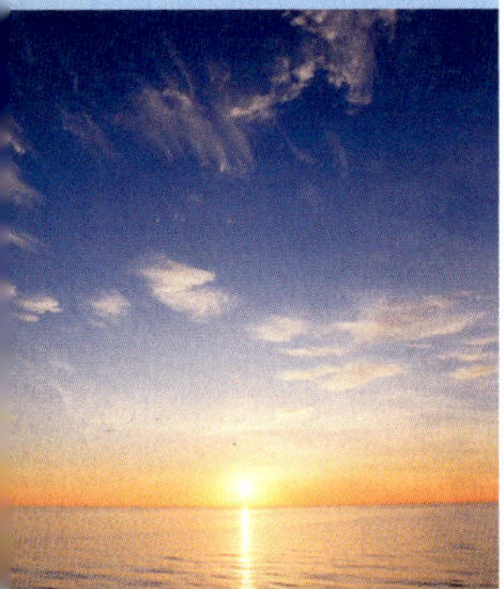

Wenn der Arzt ein älteres Antidepressivum verschreibt, heißt das nicht, dass er die neueren nicht kennen würde oder für die Krankenkasse Geld sparen möchte. Es gibt gute Gründe entweder dieses oder auch ein anderes Präparat zu verschreiben. Ihr gutes Recht aber ist zu fragen, warum der Mediziner gerade dieses und kein anderes Mittel verschreibt.

mungsaufhellende Wirkung zuständig sind, sondern – je nach Medikament verschieden – noch eine ganze Reihe weiterer. So wird die antidepressive Wirkung dadurch erreicht, dass die Mittel Bindungsstellen für Serotonin und/oder Noradrenalin besetzen. Nebenbei werden jedoch auch andere Rezeptoren aktiviert, z.B. für den Nervenbotenstoff Acetylcholin oder das Gewebshormon Histamin. Bildlich gesprochen arbeiten Tri- und Tetrazyklika also nach dem Gießkannenprinzip. Aufgrund dessen dürfen Tri- und Tetrazyklika bei manchen Patienten gar nicht oder nur mit besonderer Vorsicht eingesetzt werden. Nicht in Frage kommen sie bei Patienten mit

- Engwinkelglaukom (Augenerkrankung, bestimmte Form des grünen Stars)
- Prostatavergrößerung
- Erregungsleitungsstörungen des Herzens
- Krampfanfällen des Gehirns
- Leber- und Nierenschädigung
- Störungen der Blutbildung

Nichtsdestotrotz haben diese Mittel nach wie vor ihre Anwendungsgebiete, unter anderem wegen der erwähnten Zusatzwirkungen: Sedierung, Angstlösung, Antriebssteigerung.

Selektive Wiederaufnahmehemmer

Im Gegensatz zu den tri- und tetrazyklischen Antidepressiva wirken die neu entwickelten Wiederaufnahmehemmer nicht wie eine Gießkanne auf eine Vielzahl von Rezeptoren, sondern wie ein feiner Wasserstrahl. Sie sollen ganz gezielt (selektiv) auf spezielle Rezeptoren ansprechen und einwirken. Was die antidepressive Wirkung angeht, so sind diese neuen Substanzen allerdings nicht effektiver. Ihr Vorteil besteht nur darin, dass sie ein günstigeres Nebenwirkungsprofil haben, sprich von mehr Patienten besser vertragen werden.

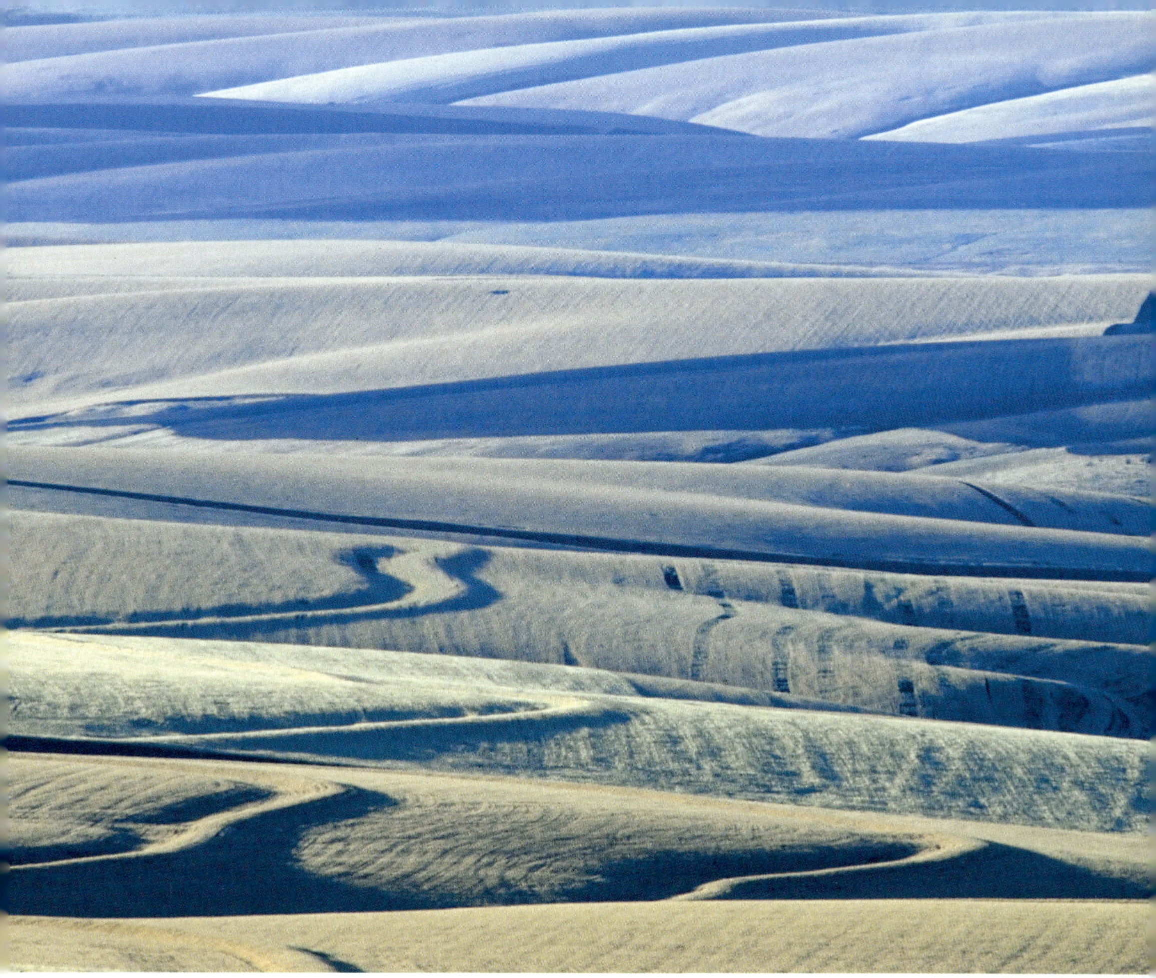

Zur Verfügung stehen Medikamente, die ausschließlich auf die Serotonin- (Citalopram, Escitalopram, Fluoxetin, Fluvoxamin, Paroxetin, Sertralin), Noradrenalin-Rezeptoren (Reboxetin) oder beide Nervenbotenstoffe betreffend funktionieren (Venlafaxin, Mirtazapin, Nefazodon).

Glücksdroge oder nur Medikament?

Vermutlich haben Sie bereits einmal von »Prozac« gehört, das in den USA zu zweifelhaftem Ruhm gekommen ist. Prozac ist der US-amerikanische Markenname eines selektiven Serotonin-Wiederaufnahmehemmers, also ein Antidepressivum der neueren Generation. Geradezu euphorische Medienberichte (»Glücksdroge Prozac« etc.) haben dazu geführt, dass Prozac – bzw. der

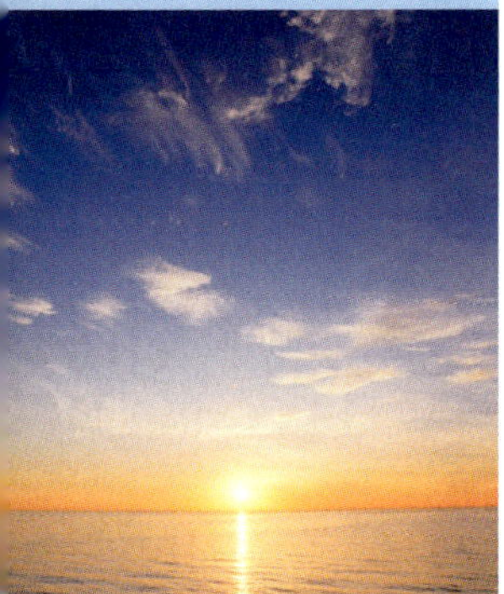

Lassen Sie sich nicht von Presseberichten über vermeintliche Wundermittel mitreißen. Den Stein der Weisen in Sachen Depression gibt es nicht. Die Behandlung muss stets auf den einzelnen Patienten abgestimmt werden. Was dabei das Beste ist, kann gewiss nicht ein wildfremder Journalist entscheiden.

Inhaltsstoff Fluoxetin – in den USA mittlerweise fast so etwas wie ein »Psycho-Aspirin« geworden ist: Wer »besser drauf« sein möchte, »wirft Prozac ein«, wer Schmerzen hat oder Herzinfarkt und Schlaganfall vorbeugen möchte, nimmt Aspirin (dies ist nur ein Markenname, der Wirkstoff heißt Acetylsalicylsäure und ist auch in zahlreichen anderen Medikamenten enthalten). Eine Form des Auswuchses, dem wir hierzulande nicht nacheifern sollten. Fluoxetin hat seinen Anwendungsbereich, andere Antidepressiva den ihren. Die Wahl zwischen diesen sollte medizinisch begründet sein und nur im Ermessen des Arztes liegen.

Die so genannten MAO-Hemmer

Wie bereits erwähnt wirken Monoaminooxidase-Hemmer (MAO) dadurch antidepressiv, dass sie den Abbau der Nervenbotenstoffe Serotonin und Noradrenalin hindern und dadurch mehr dieser Botenstoffe für die Signalübermittlung zur Verfügung steht. In Deutschland sind derzeit zwei MAO-Hemmstoffe zugelassen: Tranylcypromin und Moclobemid.

Tranylcypromin – nur bei strenger Diät

Tranylcypromin spielt in der ambulanten Behandlung von Depressionen kaum ein Rolle; es wird fast ausschließlich in Kliniken angewandt und auch nur dann, wenn andere Medikamente nicht ausreichend wirken. Der Grund ist die große Bandbreite möglicher – auch potenziell gefährlicher – Nebenwirkungen und Wechselwirkungen mit anderen Medikamenten. Außerdem muss der Patient während der Einnahmezeit eine strenge Diät einhalten, die ihm unter anderem den Genuss zahlreicher Käsesorten und Fischarten, Bananen sowie anderer Früchte, Sauerkraut und vieles mehr verbietet. Hintergrund: In vielen Lebensmitteln kommen so genannte biogene Amine vor. Das sind Eiweißstoffe wie Tyramin, die der Körper unschädlich machen muss, da sie an-

Ärzte sollten auf den Patienten hören

Natürlich ist es Unsinn, wenn Patienten von ihrem Arzt ein bestimmtes antidepressives Medikament einfordern – auf diesem Wege wurde Prozac in den USA zum »Psycho-Aspirin«. Dennoch darf der Arzt die Meinung des Patienten selbstverständlich nicht vernachlässigen. Der Patient erlebt die Wirkung des Medikaments am eigenen Leib bzw. im eigenen Kopf. Der Mediziner hat nichts weiter als Fachbücher und -artikel, medizinische Leitlinien (als Empfehlung), die so genannte Rote Liste als Sammlung aller verfügbaren Medikamente inklusive Nebenwirkungen, Kontraindikationen etc. sowie seine Erfahrung als Arzt. Wenn der Patient sagt, dass er mit einem anderen Medikament besser zurecht gekommen ist, so sollte der Mediziner dies in der Regel berücksichtigen. Aber auch der Patient kann sich täuschen, weil Medikament XY bei ihm zwar prima wirkt, dafür aber zu ernsthaften organischen Schäden führt – was oft nur der Mediziner anhand des Blutbilds oder anderer Indizien feststellen kann.
In solchen Zweifelsfällen, in denen der Patient also ein Medikament aufgrund seiner ganz persönlichen Erfahrung favorisiert, der Arzt aber wegen bestimmter Nebenwirkungen abwinken muss, sollten beide an einem Strang ziehen und ein Mittel wählen, dass für beide akzeptabel ist.
Fazit: Der Patient hat nicht immer Recht, aber oft. Auch der Arzt hat nicht immer Recht, ebenfalls aber oft. Patient und Mediziner sind Partner, ganz besonders bei depressiven Erkrankungen. Beide Seiten sollten sich entsprechend verhalten.

»Man soll vor allem Mensch sein und dann erst Arzt.« Voltaire, französischer Schriftsteller und Philosoph (1694 bis 1778).

sonsten zu einem gefährlichen Blutdruckanstieg führen können. Diese Zerstörung geschieht mittels des Enzyms Monoaminooxidase. Weil aber Tranylcypromin die Monoaminoxidase an ihrem Wirken hindert, kann es beim Genuss dieser Lebensmittel zu lebensgefährlichen Krisen kommen. Und es hilft nicht, Tranylcypromin einfach abzusetzen, denn seine hemmende Wirkung auf die Monoaminooxidase hält bis fünf Tage nach der letzten Einnahme an. Dennoch: Tranylcypromin ist eines der – wenn nicht das – effektivste, der derzeit erhältlichen Antidepressiva.

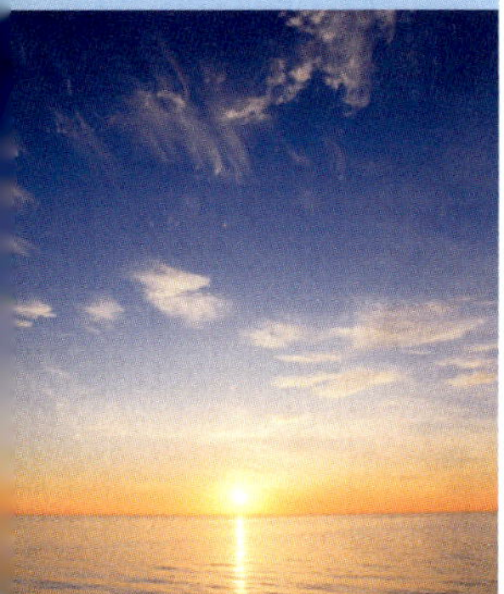

Wenn Sie unter Migräne leiden und von einem anderen Arzt ein so genanntes Triptan verschrieben bekommen haben, um Anfälle zu kupieren, dürfen Sie es keinesfalls zusammen mit Moclobemid einnehmen – das könnte fatale Folgen haben!

Moclobemid – die verträglichere Alternative

Wesentlich weniger gefährliche Nebenwirkungen weist der MAO-Hemmer Moclobemid auf. Da der Patient hier zudem keine Diät halten muss, ist der Wirkstoff auch für die ambulante Behandlung gut geeignet. Moclobemid ist nicht so stark wirksam wie sein »älterer Bruder« Tranylcypromin, wird aber sehr effizient insbesondere bei der atypischen Depression eingesetzt, die weitgehend dem Bild der Winterdepression (Seite 36) entspricht. Dennoch muss auch bei diesem Wirkstoff der Arzt genau prüfen, welche zusätzlichen Medikamente der Patient einnimmt. So kann es beispielsweise bei der zusätzlichen Einnahme bestimmter Migränemedikamente (Triptane) zu einer gefährlichen Blutdrucksteigerung (wie bei Tranylcypromin beschrieben) kommen. Ebenfalls gefährlich kann die gleichzeitige Einnahme von trizyklischen Antidepressiva oder selektiven Wiederaufnahmehemmern sein, da dies zu einem Überangebot an Serotonin im synaptischen Spalt und damit zum so genannten Serotonin-Syndrom kommen kann. Das Serotonin-Syndrom ist gekennzeichnet durch einen starken Anstieg der Körpertemperatur, Verwirrtheit, Muskelsteife, Reizbarkeit, erhöhte Herzfrequenz, Blutdruckanstieg sowie Zittern.

Der Wert von Beruhigungs- und Schlafmitteln

Beruhigungsmittel (Tranquilizer, Sedativa) und Schlafmittel (Hypnotika) wirken nicht gegen die biochemischen Ursachen der Depression, also das Ungleichgewicht der Nervenbotenstoffe im Gehirn, und sind daher natürlich auch keine Antidepressiva. Sie können aber sehr wohl gegen bestimmte Symptome depressiver Erkrankungen helfen, indem sie

- Ängste lösen,
- innere Unruhe beseitigen,
- den Nachtschlaf normalisieren.

Die meisten zu diesem Zweck eingesetzten Medikamente entstammen der Gruppe der so genannten Benzodiazepine. Zum Zwecke der Beruhigung und Entspannung verschreibt der Arzt oft Bromazepam, Lorazepam oder Alprazolam, als Schlafmittel hingegen häufig Oxazepam oder Flunitrazepam.
Neben den Benzodiazepinen gibt es weitere Medikamente, die zur Beruhigung und Angstlösung eingesetzt werden können. Dazu zählen die Wirkstoffe Buspiron, Chloralhydrat und Opipramol, aber auch – in leichten Fällen – die Naturstoffe Baldrian, Hopfen, Passionsblume oder Melisse (meist in Kombination). Die früher häufig verwendeten Barbiturate kommen heute nicht mehr in Betracht – zu groß ist die Gefahr einer gefährlichen Überdosierung, zu groß die Gefahr einer Abhängigkeit.

Keine Dauerlösung

In manchen Fällen ist es durchaus sinnvoll, bei einer Depressionsbehandlung anfänglich zusätzlich ein Beruhigungs- bzw. Schlafmittel einzunehmen. Da 70 bis 90 Prozent der Betroffenen unter Schlafstörungen leiden, kann das Mittel schnell und effektiv eine erste Linderung bewirken und zu einer deutlichen Verbesserung der Symptomatik verhelfen. Dies gilt natürlich auch und gerade für Patienten mit Selbsttötungsgedanken oder -absichten, bei denen das Medikament zu einer Verringerung des Risikos führen kann.
Doch man sollte sich nichts vormachen: Benzodiazepine – sowie die anderen genannten Mittel mit Ausnahme der Kräuter – bringen eine Reihe an Nebenwirkungen mit sich. Im Falle der Benzodiazepine ist hier vor allem die Gefahr einer Abhängigkeit zu nennen. So ist bereits nach einer vier- bis sechswöchigen Einnahme dieser Wirkstoffe bei plötzlichem Absetzen mit Entzugssymptomen zu rechnen. Vor allem Schlafstörungen mit vermehrtem Träumen, Angst- und Spannungszuständen, Erregung und

Auch wenn Sie der Meinung sind, dass Ihnen das Beruhigungsmittel in Form eines Benzodiazepins sehr gut hilft: Drängen Sie Ihren Arzt nicht, es Ihnen weiter zu verschreiben, und gehen Sie nicht zu einem anderen Mediziner, um es dennoch zu bekommen. Sie würden sich in eine Abhängigkeit hinein manövrieren, die nicht in Ihrem Sinne ist.

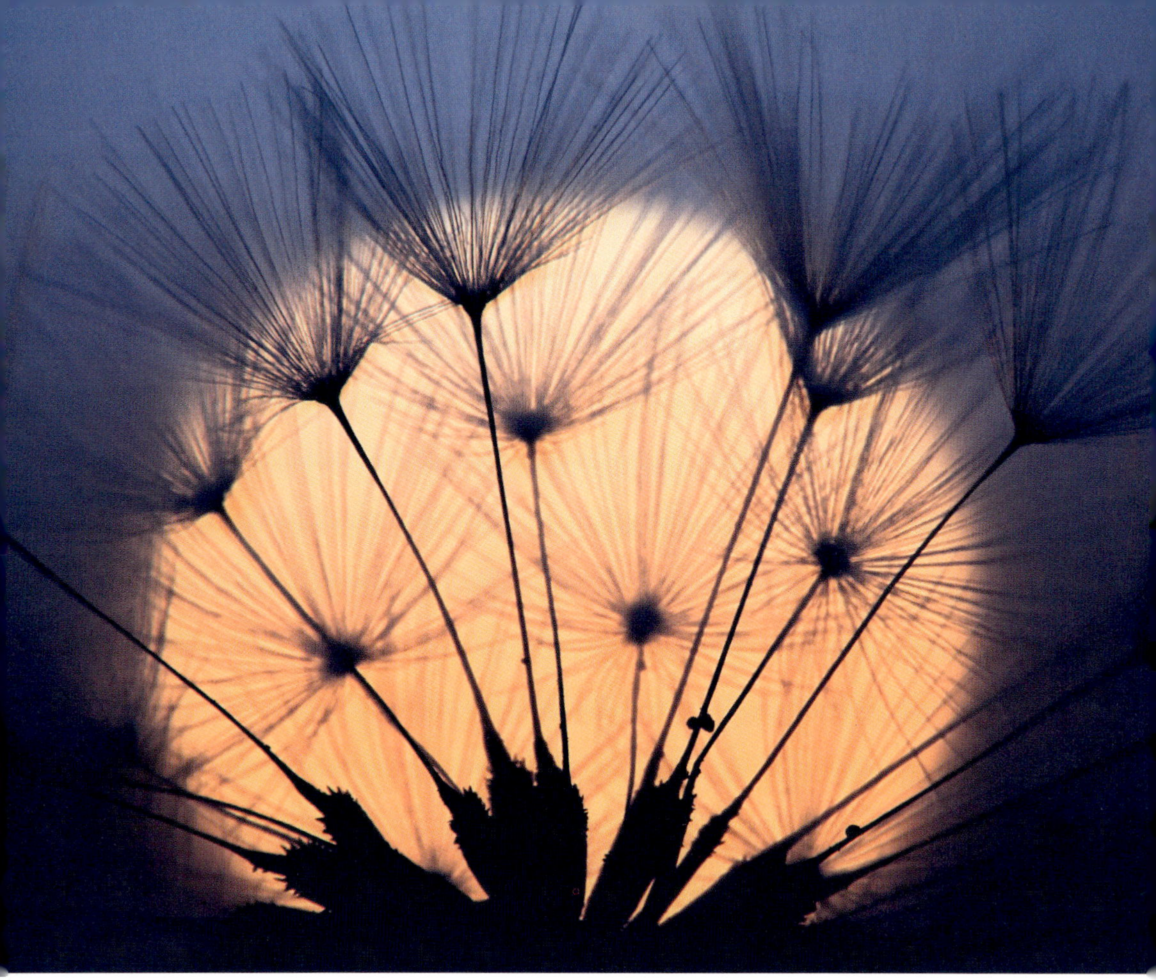

innerer Unruhe, Zittern und Schwitzen tauchen auf. Sollte sich eine längerfristige Anwendung aus welchen Gründen auch immer nicht vermeiden lassen, so muss die Dosis des Medikaments langsam, Schritt für Schritt, verringert werden – der Mediziner spricht von einer »ausschleichenden Dosierung« – um die Symptome so gering wie möglich zu halten. Denn das dürfte klar sein: Gerade bei einem Depressionskranken könnte das Auftreten von Unruhezuständen, Schlafstörungen etc. fatal sein. Es wird deshalb eindringlich geraten, Benzodiazepine maximal nur zwei bis drei Wochen lang einzunehmen. Ansonsten helfen sie nicht, das Problem zu beseitigen, sondern können selbst Teil des Problems werden – ähnlich übrigens dem Alkohol, der ja anfangs auch hilft, schließlich aber das Problem verschärft.

Wann kommen Neuroleptika in Frage?

Neuroleptika sind eine Gruppe unterschiedlicher Psychopharmaka, die zum einen gegen psychotische Symptome wie Wahnvorstellungen und Halluzinationen wirken, zum anderen gegen Unruhe, Angst und Schlafstörungen. Es liegt nahe, dass Neuroleptika dann zusätzlich eingesetzt werden, wenn ein depressiver Patient unter einem Schuld-, Versündigungs- oder einem anderen Wahn leidet. Dies trifft aber nur auf etwa 15 Prozent der schwer oder schwerst depressiven Patienten in psychiatrischen Kliniken zu. Was aber sollen Neuroleptika bei der Therapie einer »normalen« Depression, bei der keinerlei Wahnvorstellungen oder Halluzinationen vorhanden sind?

Die atypischen Neuroleptika

Es gibt so genannte hoch- und niederpotente Neuroleptika. Die hochpotenten (z. B. Haloperidol) wirken in normaler Dosierung gegen die erwähnten Wahnvorstellungen und Halluzinationen; bei den niederpotenten Neuroleptika ist dies entsprechend nur in sehr hoher Dosierung der Fall. Deren Hauptmerkmal ist hingegen die angstlösende, beruhigende und sedierende (müde machende) Wirkung, so dass sie bei der Behandlung von Depressionen auch als Ersatz für Benzodiazepine in Frage kommen können. Einige dieser Mittel können jedoch sehr unangenehme Nebenwirkungen haben: Muskelsteife, Blickkrämpfe, Zungen-Schlund-Krämpfe oder Zittern der Hände; in seltenen Fällen fördern sie sogar selbst Depressionen. Das ist bei den so genannten atypischen Neuroleptika allerdings kaum der Fall (neuerdings werden diese Neuroleptika auch als Neuroleptika der 2. Generation bezeichnet). Zu diesen zählen der Klassiker Clozapin sowie Risperidon, Zotepin, Olanzapin, Amisulprid, Ziprasidon, Quetiapin und Aripiprazol. Wenngleich auch diese Wirkstoffe natürlich einige Nebenwirkungen aufweisen, kommen sie doch als Alter-

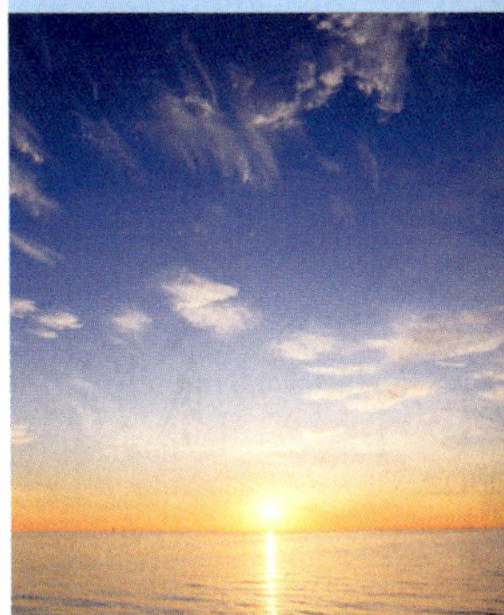

Neuroleptika sind in manchen Fällen durchaus eine Alternative zu Benzodiazepinen. Erschrecken Sie nicht, wenn Sie im Beipackzettel von Wahn und Halluzinationen lesen. Ihr Arzt hat sicher gute Gründe, warum er ein Neuroleptikum wählt. Fragen Sie ihn doch einfach!

native für Benzodiazepine in Betracht, da sie nicht zu einer Abhängigkeit führen. Es gibt sogar Studien, die den atypischen Neuroleptika eine eigene antidepressive Wirkung zuschreiben; das muss jedoch in weiteren Untersuchungen erst noch bestätigt werden. Dennoch sollten Sie sich nicht wundern, wenn der Arzt Ihrem Angehörigen zusätzlich zu einem Antidepressivum ein Neuroleptikum verschreibt und im Beipackzettel etwas von Schizophrenie oder Psychosen steht. Sie wissen ja jetzt, dass es hier vor allem um die angstlösende und beruhigende Wirkung geht, so wie bei den Benzodiazepinen auch.

Johanniskraut als Alternative?

In regelmäßigen Abständen ist in vielen Zeitschriften immer mal wieder die Rede von Johanniskraut als natürlicher Alternative für synthetische Antidepressiva. Und dort, wo im Drogeriemarkt oder Supermarkt Vitamin-C-Tabletten und Hustensaft zu finden sind, wird zumeist auch das eine oder andere Johanniskraut-Präparat angeboten: »Zur Stimmungsaufhellung bei depressiven Verstimmungen«, »wirksam bei leichten bis mittelschweren Depressionen« oder Ähnliches steht auf der Verpackung.

»Gesundmacher« Natur?

Wenn man Sie fragen würde, ob Sie lieber ein vollsynthetisches Steak oder ein echtes Rindersteak essen möchten, werden Sie – so Sie nicht Vegetarier sind – vermutlich Letzteres wählen. Selbst dann, wenn man Ihnen versichert, dass beide gleich gut schmecken. Ähnlich verhält es sich mit Medikamenten: Hätten Sie – bei gleicher Wirksamkeit – die Wahl zwischen einer Kräuterpille und einer synthetischen Pille der Pharmafirma XY, würden Sie vermutlich die Kräuterpille wählen. Heute hat sich dazu der Blickwinkel noch weiter verschoben: Nicht nur das rein biologisch-natürliche Mittel ist gefragt, man macht sich auch Gedan-

Wohl die meisten Menschen haben heute den Wunsch, dass ihnen im Krankheitsfall auf natürliche, schonende Weise geholfen werden kann. Das war durchaus nicht immer so. Es gab Zeiten, da waren Hausmittel verpönt und die Errungenschaften der modernen Pharmaindustrie das Nonplusultra.

ken zum vorbeugenden Handeln. Lieber die sanfte Methode im Vorfeld, als »harte« Pharmaka oder gar die Intensivmedizin im akuten Zustand. Bei Depressionen ist das jedoch nicht so einfach in der Handhabung. Zudem muss hier die Wirksamkeit das oberste Gebot sein. Hilft ein natürliches Mittel nicht, muss ein anderes zum Zuge kommen. Ohne Wenn und Aber!

Die Wirksamkeit von Johanniskraut

Es gibt eine Reihe von – übrigens meist deutschsprachigen – Studien, die Präparaten mit Johanniskraut (Hypericum perforatum) eine deutlich bessere Wirkung als einem Scheinpräparat (Placebo) und eine etwa gleiche Wirkung wie herkömmlichen Antidepressiva bei nicht so schweren Depressionen bescheinigen. Während wir dieses Buch schreiben, ist gerade eine so genannte Metastudie zu diesem Thema erschienen.

Was ist eine Metastudie?

Eine Metastudie ist eine wissenschaftliche Untersuchung, die sich alle bereits erschienenen Studien zu einem bestimmten Medikament bzw. einer Behandlungsmethode vornimmt, diese anhand verschiedener Kriterien vergleicht und zu einem Endergebnis zusammenfügt. Wenn die Autoren einer solchen Metastudie gute Arbeit geleistet haben, wenn sie die richtigen Auswahlkriterien an die Studien angelegt, statistisch sauber gearbeitet haben und die richtigen Schlussfolgerungen gezogen haben, muss ein Arzt zu einem Thema nicht alle Arbeiten lesen, sondern kann sich auf die Ergebnisse der Metastudie berufen.

Besagte Metastudie kam nun zu dem Ergebnis, dass die Wirkung von Johanniskraut in der Behandlung von Depressionen zwar vorhanden ist, aber geringer als bislang angenommen. So haben frühere Übersichtsarbeiten ergeben, dass Johanniskraut 2,5-mal

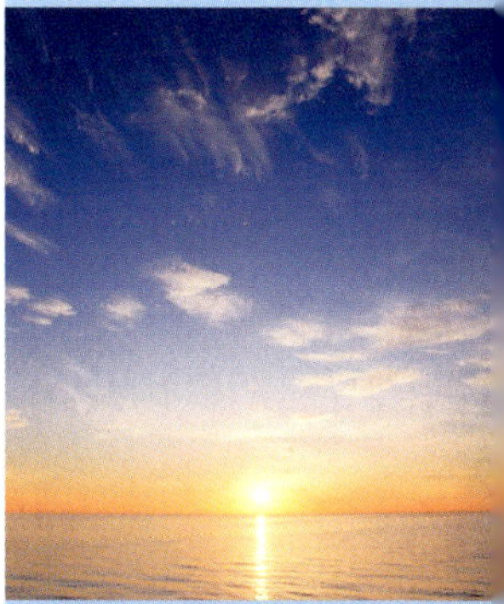

»Einen Lehrer gibt es, wenn wir ihn verstehen; es ist die Natur.« Heinrich von Kleist, deutscher Dichter (1777 bis 1811).

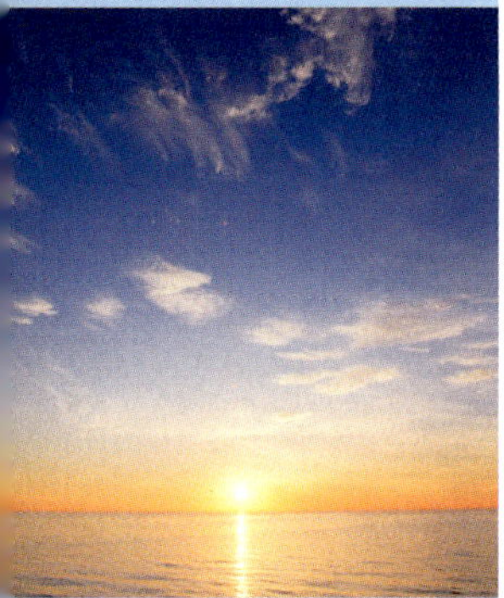

»Alles, was gegen die Natur ist, hat auf die Dauer keinen Bestand.« Charles Darwin, britischer Naturforscher (1809 bis 1882).

besser wirkt als ein Placebo. Über sämtliche Untersuchungen gerechnet, liegt Johanniskraut immer noch bei der 1,1- bis 2-mal besseren Wirksamkeit gegenüber Placebo und mithin auf etwa einem ähnlichen Niveau wie synthetische Antidepressiva. Betrachtet man hingegen nur die neuesten Studien, die meist auch an wesentlich mehr Personen durchgeführt wurden und mithin aussagekräftiger sind, zeigt sich jedoch nur noch ein minimaler Vorteil gegenüber dem Scheinpräparat.
Dennoch hat Johanniskraut nach Meinung der Autoren der Metastudie einen gewissen Stellenwert in der Behandlung milder Depressionen, zumal die Nebenwirkungen gegenüber älteren Antidepressiva geringer ausfielen. Dies allerdings war laut Studie im Vergleich zu selektiven Wiederaufnahmehemmern nicht mehr bzw. kaum der Fall. Anders herum formuliert: Selektive Wiederaufnahmehemmer sind ebenso schonend wie Johanniskraut und wirken auch bei mittelschweren und schweren Depressionen.

Neueste Veröffentlichungen

Kurz nach dem Erscheinen dieser Metastudie wurde noch eine weitere deutsche Untersuchung veröffentlicht, an der 251 depressive Patienten aus 21 psychiatrischen Praxen teilnahmen. Die Schlussfolgerung dieser Arbeit: Johanniskrautextrakt ist bei der Behandlung von mittelschweren bis schweren Depressionen mindestens ebenso wirksam wie ein Antidepressivum (Paroxetin), wird aber besser vertragen. Auch wenn die Studienlage in Bezug auf Johanniskraut also nicht ganz eindeutig ist, scheint ein Behandlungsversuch dennoch sinnvoll zu sein, insbesondere wegen der Geringfügigkeit der Nebenwirkungen.

Worauf Sie achten sollten

Wird Johanniskraut gegen Depressionen eingesetzt, ist Folgendes zu berücksichtigen:

- Der Arzt muss unbedingt davon erfahren! Das hat nicht nur mit Vertrauen zu tun. Viel wichtiger ist, dass es teilweise zu ernsten Wechselwirkungen mit anderen Medikamenten kommen kann. Diesbezüglich kann nur der Arzt sagen, ob so etwas in dem individuellen Fall möglich wäre oder nicht. Zudem ist es natürlich wichtig, dass der Arzt den Behandlungsversuch dokumentiert, um die gesamte Therapiestrategie entsprechend aufzubauen.
- Man sollte nicht irgendein Johanniskraut-Präparat kaufen. Entscheidend für die Wirksamkeit ist der tatsächlich darin enthaltene Anteil an Extrakt. Sind Anteil an Extrakt (900 mg wäre z. B. ein guter Wert), Auszugsmittel (z. B. Methanol, Äthanol) und Verhältnis von Rohmaterial zu Extrakt (z. B. 3 bis 6 : 1) nicht auf der Packung angegeben, sollte man diese im Regal liegen lassen. Besser ist es – den Spruch kennt man ja – den Arzt oder Apotheker zu fragen. Letzterer ist eigentlich auch die beste Adresse, um sich selbst mit Johanniskraut einzudecken. Wenn er nicht weiß, welche Präparate ausreichend Wirkstoffe enthalten, wer dann?

Prophylaxe neuer Episoden

Auch das Vorbeugen weiterer depressiver Episoden soll hier angesprochen werden: Sowohl reine Depressionen wie auch manisch-depressive Erkrankungen können mehrfach im Leben auftreten. Ist die Wahrscheinlichkeit eines erneuten Aufflackerns der Depression gering – was nur der Arzt anhand des bisherigen Krankheitsverlaufs abschätzen kann – wird er im Anschluss an die Akutbehandlung die medikamentöse Therapie zunächst auf weitere sechs Monate begrenzen. Diese so genannte Erhaltungstherapie ist zwingend erforderlich, da gerade in dieser Zeit nach der Akutphase eine hohe Rückfallgefahr besteht. Daher sollte man unbedingt den Anweisungen des Arztes Folge leisten.

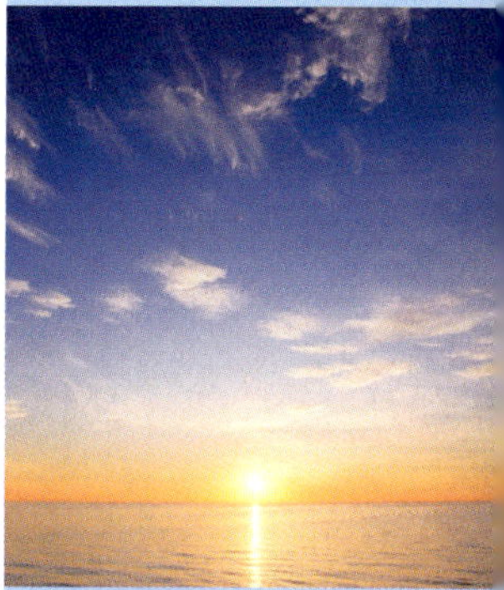

Beim Kauf von natürlichen Heilmitteln kommt es stets auf die tatsächlich enthaltene Menge an Extrakt bzw. Wirkstoffen an. Medizinische Studien werden mit standardisierten Wirkstoffmengen durchgeführt. Positive Ergebnisse solcher Studien lassen sich deshalb nicht auf Präparate anwenden, die oft weit geringere Mengen enthalten.

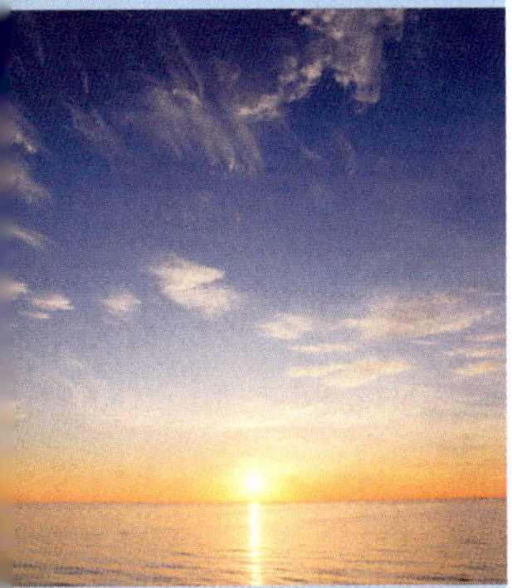

Die Medizin verfügt über eine mehr als 40-jährige praktische Erfahrung mit der Lithiumprophylaxe. Wichtig allerdings ist, dass sich der Patient vierteljährlich gründlich untersuchen lässt, um nicht nur die Dosierung überprüfen zu lassen, sondern auch mögliche Nebenwirkungen auszuschließen.

Die Langzeitbehandlung

Besteht ein hohes Risiko, dass es im weiteren Verlaufe des Lebens zu erneuten depressiven Episoden kommen wird, so wird der Arzt eine Langzeittherapie von mindestens ein bis drei Jahren vorschlagen. Hier gibt es prinzipiell zwei Wege:

1. Der Patient nimmt jenes Antidepressivum, das sich in der Akutbehandlung und Erhaltungstherapie als wirksam und gut verträglich erwiesen hat, über Jahre hinweg weiter.
2. Der Patient bekommt zur Langzeitbehandlung zusätzlich zum Antidepressivum oder stattdessen einen so genannten Stimmungsstabilisator.

Beide Wege bieten eine gute Chance, Depressionen vorzubeugen. Welche dieser Möglichkeiten mehr Aussicht auf Erfolg bietet, kann aber individuell sehr unterschiedlich sein.

Der Klassiker: Lithium

Ein gut bekannter Stimmungsstabilisator ist das metallische Element Lithium, das seit 1949 zunächst zur Behandlung von manischen Zuständen, seit den 60er Jahren des 20. Jahrhunderts jedoch bereits zur Vorbeugung eingesetzt wurde. Mit Lithium liegen also ausreichend Erfahrungen vor.

Lithium ist in verschiedenen Dosierungen und Formen erhältlich (z. B. Lithiumacetat, Lithiumcarbonat, Lithiumsulfat). In Bezug auf Wirksamkeit bzw. die Nebenwirkungen spielt die Form des Lithiumsalzes jedoch keine wesentliche Rolle.

Bevor der Arzt Lithium verschreiben kann, muss er den Patienten gründlich untersuchen. So dürfen Lithiumsalze nicht in höherer Dosierung eingenommen werden, wenn der Patient z. B. unter schweren Herz- oder Nierenfunktionsstörungen leidet. Dann beginnt das bei der Lithiumtherapie schwierigste Unterfangen: Das Einstellen der individuell richtigen Dosierung. Diese muss langsam so gesteigert werden, dass stets ein bestimmter

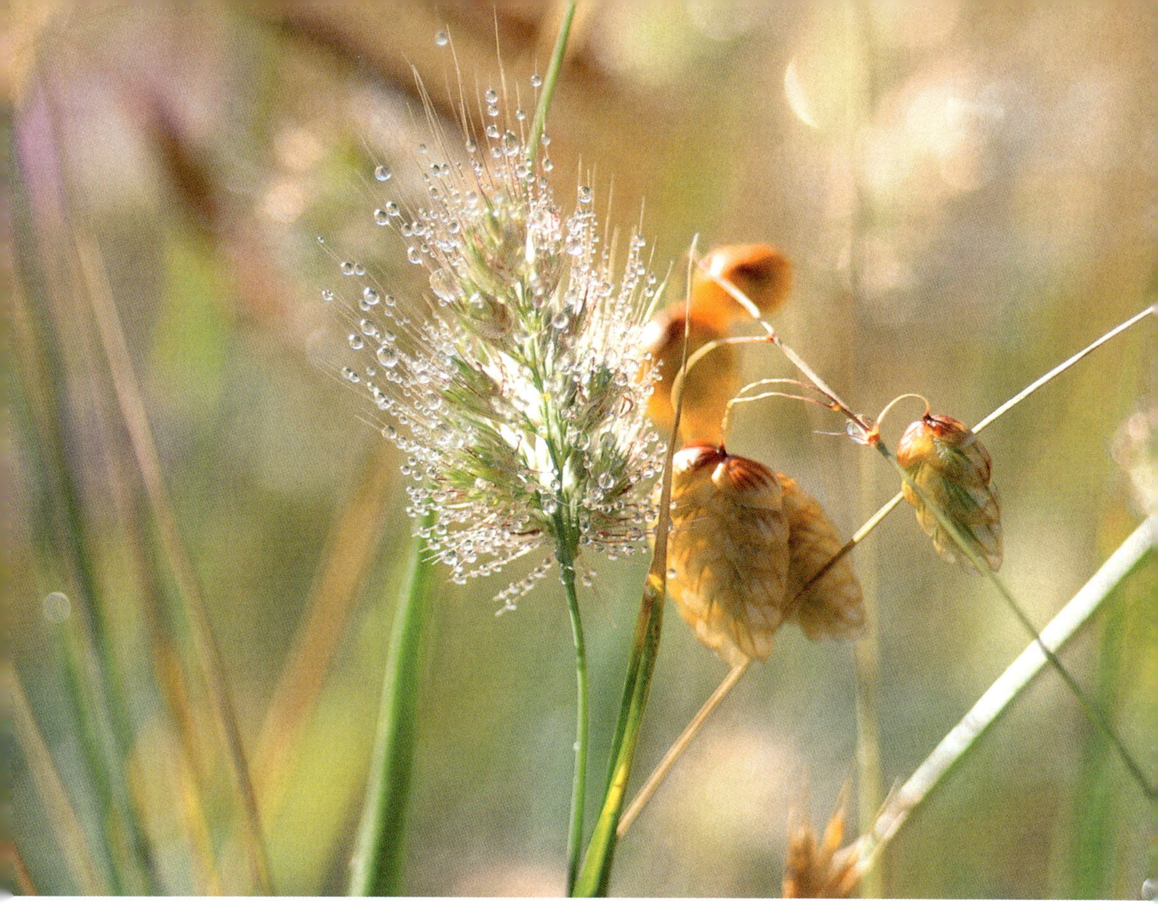

Lithiumspiegel in der Körperflüssigkeit vorhanden ist. Liegt er darunter, verliert das Präparat seine Wirksamkeit, liegt er darüber, wirkt Lithium giftig.
Die häufigsten Nebenwirkungen wie leichtes Zittern der Finger, Übelkeit oder Durchfälle verschwinden in der Regel nach etwa drei Monaten der Einnahme von selbst. Andere mögliche unerwünschte Wirkungen müssen hingegen behandelt werden. Häufig nämlich entwickeln Patienten unter Lithium auf Dauer einen Kropf (Struma) oder eine Unterfunktion der Schilddrüse. In diesen Fällen muss der Arzt eventuell Schilddrüsenhormone verschreiben. Vorsicht ist geboten, wenn der Körper viel Flüssigkeit ausscheidet – durch Schwitzen oder Erbrechen –, der Patient zu wenig Flüssigkeit zu sich nimmt oder sich extrem salzarm ernährt. Dann nämlich kann es zu Vergiftungserscheinungen kommen, die sich u.a. durch starkes Zittern der Hände, Verlang-

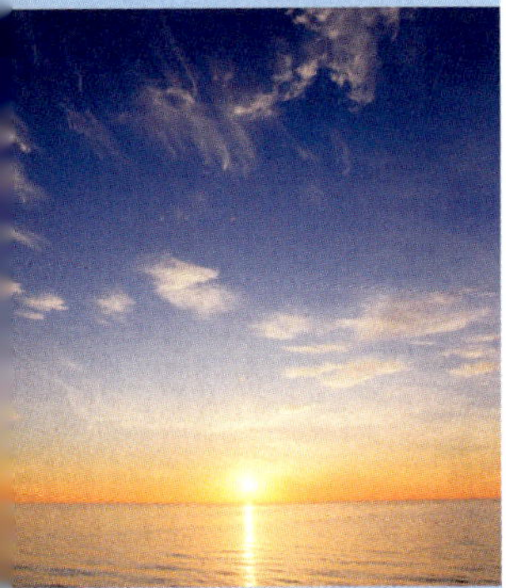

Wer im Notfall keine WHO-Lösung zur Hand hat, kann im Falle hoher Flüssigkeits- und Elektrolytverluste bei starkem Durchfall und/oder Erbrechen vier gehäufte Teelöffel Zucker und einen halben Teelöffel Salz in einem Liter abgekochtem Wasser auflösen.

samung der Bewegungen sowie Bewusstseinseintrübung mit Sprachstörungen kommen. Nur in sehr schweren Fällen muss das Problem durch eine Blutwäsche (Dialyse) gelöst werden. Im Normalfall reicht es, den Flüssigkeits- und Mineralstoffhaushalt, z. B. durch Einnahme der so genannten WHO-Lösung (»Elotrans«, in Apotheken erhältlich) auszugleichen.

Weitere Stimmungsstabilisatoren

Wenn Lithium wegen hartnäckiger Nebenwirkungen, wegen einer Grunderkrankung (z. B. Nierenfunktionsstörungen) oder nicht ausreichender Wirksamkeit nicht (mehr) in Frage kommt, kann der Arzt eventuell auch andere Stimmungsstabilisatoren verschreiben. In Frage kommen hier Substanzen, die ursprünglich zur Therapie der Epilepsie und Schizophrenie eingesetzt wurden bzw. werden: Valproinsäure, Carbamazepin, Lamotrigin und Olanzapin. Die Wirkstoffe sind allgemein gut verträglich, wenngleich natürlich auch sie nicht frei von möglichen unerwünschten Nebenwirkungen sind. Valproinsäure und Carbamazepin sollte man deshalb – wie auch Lithium – nicht während der Schwangerschaft nehmen. Außerdem kann Carbamazepin die Wirkung der Pille reduzieren – es könnte also zu ungewollten Schwangerschaften kommen.

Wichtig zu wissen ist aber, dass alle drei Substanzen nicht für jede Anwendung zugelassen sind – hier hängt es ausdrücklich davon ab, welche Diagnose der Mediziner stellt. Der Arzt muss aktuell prüfen, welche Substanzen prinzipiell in Frage kommen können und entsprechend verordnen. In diesem Punkt – wie natürlich auch in vielen anderen – müssen Sie dem Arzt einen Vertrauensvorschuss gewähren. Nur er kann anhand des Krankheitsbildes, des Verlaufs, der körperlichen Verfassung des Patienten und natürlich auch der Vorlieben oder Abneigungen des Betroffenen die richtige Wahl treffen.

Zukünftige medikamentöse Behandlungsstrategien?

Sie werden sich vielleicht schon gefragt haben, ob man denn nicht viel gezielter die Ursachen einer Depression behandeln könnte. Die herkömmlichen Medikamente behandeln schließlich nicht eigentlich die Ursachen, sondern eher die Folgen, wie z. B. die aus dem Gleichgewicht gekommenen Nervenbotenstoffe. Doch es gibt bereits medikamentöse Behandlungsansätze, die etwas näher an die möglichen Ursachen der Depressionen herankommen. Derartige Ansätze stecken zwar noch in den Kinderschuhen, könnten aber in Zukunft sinnvolle Ergänzungen der bisherigen Therapieverfahren sein. Dies betrifft die biologische Behandlung von Stressfolgen, z. B. Hormonveränderungen im Körper, Beeinträchtigungen des Immunsystems und/oder Virusinfektionen wie der Bornavirus-Infektion.

Wider Stress und Viren

Mögliche Strategie Nummer 1: Akuter und chronischer Stress können eine Überproduktion von Stresshormonen (z. B. Cortisol) auslösen. Dies wiederum kann im Körper zu einer Störung des Immunsystems, zu Bluthochdruck, einer Zuckererkrankung (Diabetes mellitus) sowie langfristig Gefäßverkalkung (Arteriosklerose) führen; auch schädigende Einflüsse im Gehirn mit nachfolgenden Depressionen sind möglich. Deshalb besteht der Ansatz dieser Therapien in der gezielten Behandlung dieser Stresshormone – konkret: Man möchte deren Einfluss verringern.
Mögliche Strategie Nummer 2: Auch die erwähnte Veränderung des Immunsystems könnte ein zukünftiges Ziel medikamentöser Behandlungen sein. So weiß man, dass psychische Faktoren wie Stress und Emotionen sich über komplizierte Mechanismen auf die Immunität und Krankheitsresistenz auswirken. Auch eine erfolgreiche psychotherapeutische Behandlung wirkt sich indirekt stabilisierend aus. Veränderungen des Immunsystems können

»Drei Pfade hat der Mensch in sich, in denen sich sein Leben tätigt: die Seele, den Leib und die Sinne.« Hildegard von Bingen, deutsche Heilkundige, Nonne und Mystikerin (1098 bis 1179).

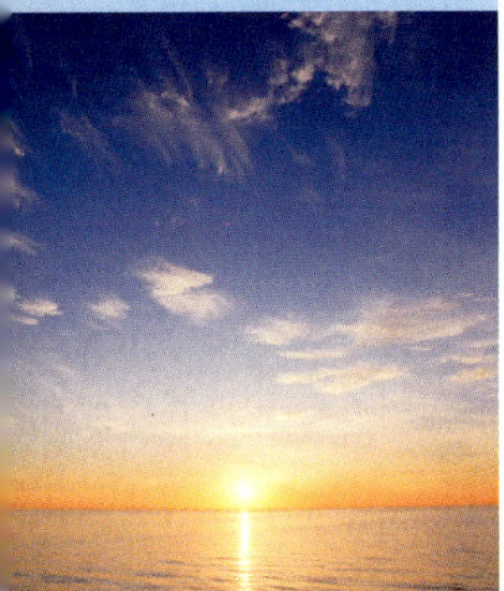

Im Sinne ganzheitlicher Gesundheitsvorbeugung ist es sinnvoll, sowohl die körpereigenen Abwehrkräfte zu stärken, als auch dem Alltagsstress entgegen zu wirken. Die besten Methoden: gesunde Ernährung, Sport und Entspannungsmethoden.

schließlich auch den Hormonhaushalt negativ beeinflussen, zur Entstehung organischer Erkrankungen beitragen oder aber Infektionen im Körper aktivieren.

Ein Beispiel für einen derartigen Zusammenhang ist die Bornavirus-Infektion beim Menschen. Bornaviren lassen sich bei gesunden Menschen, besonders aber bei depressiven Patienten finden. Bei gesunden Menschen »schlummern« sie quasi im Nervensystem, können aber unter bestimmten Voraussetzungen (z. B. Störung des Immunsystems durch akuten oder chronischen Stress) aktiviert werden. Wenn dann auch noch weitere Risikofaktoren wie z. B. eine genetische Veranlagung hinzukommen, führt eine Aktivierung dieser schlummernden Viren – so die Vermutung – schließlich direkt oder indirekt zu einer Störung des Neurotransmittergleichgewichtes im Gehirn. Damit wäre man bei depressiven Symptomen. Eine direkte Behandlung dieser Viren, eine Stärkung der körpereigenen Abwehrkräfte oder die Behandlung des Stresssystems könnte für neue Behandlungsmöglichkeiten zukunftsweisend sein. Wir dürfen gespannt sein, was in diesem Bereich entwickelt wird.

Manchmal geht's auch ohne Medikamente

Es gibt eine Vielzahl von nichtmedikamentösen Behandlungsverfahren, die oft ergänzend zu einer medikamentösen Behandlung, als Fortführung mit anderen Mitteln oder teils auch als Alternative zum Einsatz kommen. Sie sind natürlich abhängig vom Verlauf der Erkrankung, aber auch von den persönlichen Vorlieben des Arztes und des Patienten sowie dem Auftreten besonderer Umstände, etwa einer Schwangerschaft. Dieser Abschnitt nimmt in dem Buch breiten Raum ein, weil wir Ihnen möglichst vollständig alle wichtigen Methoden vorstellen möchten, von denen Sie eventuell bereits an anderer Stelle einmal gehört haben. Hinzu kommt aber noch etwas anderes: Manche der Methoden lassen sich auch problemlos zu Hause durchführen und kommen damit dem Wunsch entgegen, selbst etwas gegen seine Erkrankung zu tun. Denn gerade bei Depressionen gilt: Wenn der Wille nach der aktiven Teilnahme an der Behandlung vorhanden ist, sollte man diesen nach Kräften unterstützen.

Psychotherapie: Reden gegen Depressionen

Lassen Sie uns zunächst einmal klären, was Psychotherapie ist. Darunter ist ein Behandlungsverfahren zu verstehen, das seine Ziele einzig über die Kommunikation zwischen Therapeut und Patient zu erreichen sucht. Wie diese Kommunikation funktioniert, ob der Therapeut dem Patienten neue Denk- oder Verhaltensweisen näher bringt, ob er versucht, ihm erhellende Einblicke in dessen persönliche Geschichte zu ermöglichen, ihm Ratschläge erteilt oder ihn zu überzeugen versucht, hängt von der jeweiligen therapeutischen Grundausrichtung ab. Die wiederum ist abhängig davon, welche Ursachen der Krankheitsentstehung die jeweilige therapeutische Schule in den Vordergrund stellt. Die Bandbreite der angebotenen Therapien ist außerordentlich groß und daher ziemlich undurchschaubar. Wir möchten Ihnen deshalb auf den folgenden Seiten die wichtigsten und am besten wissenschaftlich untersuchten Verfahren vorstellen.

Speziell gegen Depressionen

Drei eher verhaltenstherapeutisch-psychotherapeutische Verfahren wurden speziell für den Einsatz gegen Depressionen entwickelt: Die kognitive Therapie nach Beck, die Depressionstherapie nach Lewinsohn und die interpersonale Psychotherapie nach Klerman und Weissman. Alle drei Verfahren sind sehr wirksam bei der Behandlung von Depressionen und werden oft auch einander ergänzend angewandt.

»Wahrheit ist das Sprechen einer vertrauten Seele zu einer vertrauten Seele.«
Paul Ernst, deutscher Schriftsteller (1866 bis 1933).

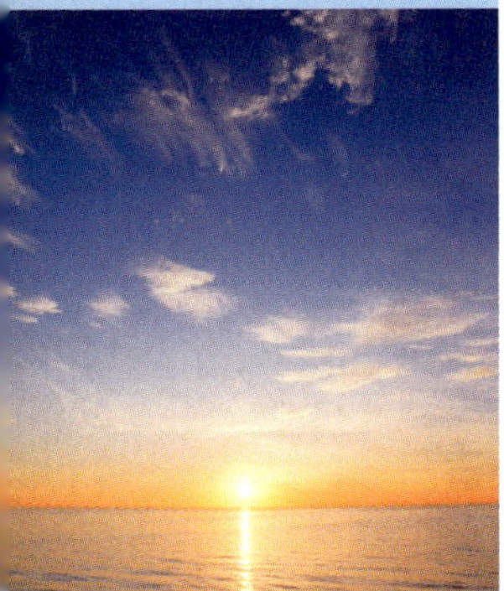

»Auch das Denken schadet bisweilen der Gesundheit.« Aristoteles, griechischer Philosoph (384 v. Chr. bis 322 v. Chr.).

»Denkfehler« korrigieren

Die Kognitive Therapie nach Beck (KT) geht davon aus, dass typische Denkmuster und -fehler des Patienten zu dessen depressiven Gefühlen und dem typischen damit verbundenen Empfinden geführt haben. Mit Hilfe einer Systematik soll der Patient zu der Einsicht gebracht werden, dass manche seiner Gedanken an der Realität vorbeigehen und lediglich negative Folgen haben. Zu Beginn einer kognitiven Therapie klärt der Therapeut seinen Patienten über die Wirkungsweise und die Ziele der KT auf und demonstriert ihm anhand einfacher verhaltenstherapeutischer Übungen, dass sich typische Denkmuster tatsächlich verändern lassen. Dies ist deshalb anfangs so wichtig, weil Depressionskranke meistens felsenfest auf ihren gedanklichen Irrtümern beharren; solche Aha-Erlebnisse schaffen dann neue gedankliche Räume und ermöglichen damit erst Änderungen. Im weiteren Verlauf der Therapie, die im Normalfall ein oder zwei Wochensitzungen und insgesamt 15 bis 25 Einzeltermine vorsieht, wird der Patient dazu angehalten, ein Protokoll seiner Gedanken und Tätigkeiten zu führen. Was er in diesem »Tagebuch« festhält, kann dann während der Sitzungen vom Patienten und Therapeuten gemeinsam analysiert werden. So deckt die Analyse oft auf, dass der Patient sehr wohl positive Erlebnisse hat, diese aber nicht entsprechend wertet, tatsächlich negative hingegen überbewertet – sozusagen aus einer Mücke einen Elefanten macht. Der Patient lernt während der KT, seine Bewertungsschemata ganz bewusst zu verändern, Denkfehler zu analysieren und durch ein an der Realität gemessenes Denken zu ersetzen sowie Probleme wahrzunehmen und mit konstruktiven Strategien zu bewältigen.

Positive Verstärkung

Nahezu zeitgleich mit der Kognitiven Therapie wurde in der zweiten Hälfte der 70er Jahre des 20. Jahrhunderts die Depressionstherapie nach Lewinsohn ins Leben gerufen. Sie basiert auf der Auffassung, dass Depressionen aus dem Wegbrechen positiver Verstärker wie einer Paarbeziehung oder des Arbeitsplatzes entsteht. Der erste Schritt, den der Therapeut seinem Patienten – oder seinen Patienten, denn diese Form der Depressionstherapie wird oft auch in Gruppentherapien verwendet – nahe zu bringen versucht, ist die Einsicht in diesen prinzipiellen Zusammenhang. Der Patient lernt also zunächst, dass seine Erkrankung Folge mangelnder Bestätigung von außen ist und dass sein depressives Denken und Verhalten ihn daran hindern, die nötige Bestätigung zu bekommen. Im zweiten Schritt bringt der Therapeut seinem Patienten das Handwerkszeug bei, mittels dessen er sich selbst beobachten kann (z. B. Verhaltenstagebuch, Methoden der grafischen Darstellung des eigenen Verhaltens) und erklärt ihm, wie er mittels Selbstbelohnung und -bestrafung angemessenes Verhalten verstärken und unangemessenes beseitigen kann. Etwa in der dritten Sitzung lernt der Patient ein Entspannungstraining; das hilft ihm, in unangenehm erlebten, neuen Situationen ruhig zu bleiben und dadurch eventuell dennoch positive Erfahrungen zu machen. In den folgenden Sitzungen entwickelt der Therapeut mit seinem Patienten ein individuelles Programm, das zu einer Verstärkung positiver Erfahrungen und zur Verringerung negativer, Depressionen auslösender Erfahrungen führen soll. Nach und nach lernt der Patient, neue zwischenmenschliche Beziehungen aufzunehmen und die Qualität bestehender Beziehungen zu verbessern, so dass er von außen mehr und mehr positive Verstärkungen bekommt. Den Depressionen wird damit der Boden entzogen, der Patient gesundet.

Beim Berufsverband deutscher Psychologinnen und Psychologen (BDP) können Sie im Internet nach Therapeuten in Ihrer Nähe suchen: www.bdp-verband.de.

Problem erkannt, Gefahr gebannt?

Dritte im Bunde der besonders wirksamen und speziell für die Depressionsbehandlung entwickelten Verfahren ist die Interper-

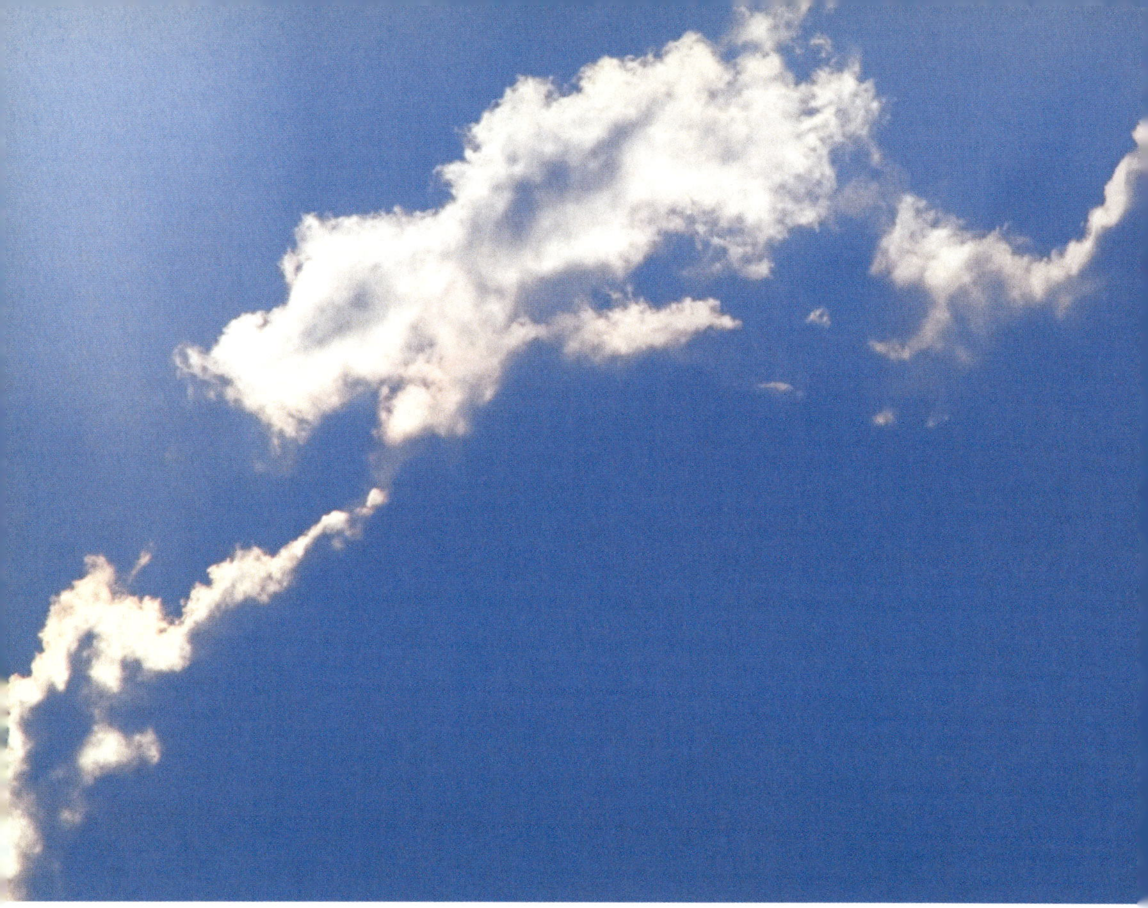

sonelle Psychotherapie, kurz IPT genannt. Die Methode geht davon aus, dass die Depression meist in Verbindung zu einem zwischenmenschlichen Problem auftritt, das der Kranke nicht zu lösen imstande ist, was dann in der Konsequenz zur Ausprägung der depressiven Symptome führt. Konsequent und sehr pragmatisch an der aktuellen Situation des Patienten orientiert, arbeitet der Therapeut in 16 bis 20 Sitzungen mit jeweils 50 Minuten Dauer die Problembereiche heraus. Er analysiert sie und findet gemeinsam mit seinem Patienten Strategien, um die Probleme zu lösen und diese in der Zukunft zu vermeiden. Das prägnante Zeitlimit der IPT zwingt zu einer klaren Strukturierung der Behandlung und enthält gleichzeitig eine wichtige Mitteilung an den Patienten: Deine Depression hat seine Ursachen im Hier und Jetzt, und wir werden sie gemeinsam in einem überschaubaren Zeitraum ausräumen.

Die häufigsten Problembereiche

Vor allem vier Bereiche sind für die Ausprägung einer Depression verantwortlich :

1. Unvollständige Verarbeitung von Verlusten (Trauerarbeit). In diesen Fällen versucht die IPT, den oft verzögerten Trauerprozess einzuleiten bzw. zu beschleunigen und den Verlust durch das Wiederbeleben alter oder das Initiieren neuer Interessen und zwischenmenschlicher Kontakte auszugleichen.
2. Aktuelle zwischenmenschliche Probleme (vor allem mit dem Ehe- bzw. Lebenspartner). Oft sind hier falsche Erwartungen an den Partner und sich selbst der Kern des Problems. Die IPT arbeitet diese heraus, verändert sie und führt den Patienten zu einer tragbaren Lösung.
3. Schwierigkeiten beim Übergang von einer sozialen Rolle in eine andere, etwa wenn die Kinder das Haus verlassen und die Frau nun aus ihrer Mutterrolle heraustritt, so dass gewissermaßen ein Vakuum entsteht. Die IPT hat dann zum Ziel, das oftmals an die alte Rolle gebundene Selbstvertrauen wieder herzustellen, indem andere Lebensrollen stärker gewichtet werden.
4. Mangel an sozialen Kontakten. Vereinsamung und das Gefühl, ausgegrenzt zu sein, sind eine häufige Folge oder auch Ursache von Depressionen. Durch die IPT lernt der Patient, die damit einhergehenden Selbstzweifel zu überwinden und neue tragfähige und befriedigende Beziehungen aufzubauen.

»Die Trauer eines Menschen lässt sich besser aus seinen Tränen erschließen als aus seinen Worten.«
Lü Bu We, chinesischer Kaufmann, Politiker und Philosoph (ca. 300 v. Chr. bis ca. 235 v. Chr.).

Sigmund Freud – und was danach kam

Das älteste und sicher auch bekannteste psychotherapeutische Verfahren ist die klassische Psychoanalyse des österreichischen Neurologen Sigmund Freud (1856 bis 1939). Man kennt das aus zahlreichen Filmen: Der Patient liegt auf der Couch und erzählt dem außerhalb seines Sichtfeldes sitzenden Therapeuten in freier

»Die Vernunft formt den Menschen, das Gefühl leitet ihn.« Jean-Jacques Rousseau, französisch-schweizerischer Philosoph (1712 bis 1778).

Assoziation aus seinem Leben und seinen Träumen. Die klassische Psychoanalyse ist ein langwieriger Prozess, der sich über Hunderte von Einzelsitzungen über mehrere Jahre hinziehen kann. Durch das Aufdecken verborgener Gefühle und Erinnerungen soll der Patient letztlich zu grundlegenden Einsichten in seine persönliche Geschichte und schließlich zu einer Reifung und Veränderung seiner Persönlichkeit gelangen. Aus der Annahme, dass eine Depression die Folge frühkindlicher unbewusster Gefühle ist, könnte man schließen, dass die Psychoanalyse so im Endeffekt auch zum Verschwinden derselben führt. Obwohl dies natürlich möglich ist, hat sich die klassische Psychoanalyse bisher als wenig effektiv in der Depressionsbehandlung erwiesen.

Psychoanalyse im »Schnellverfahren«

Gegenüber der klassischen Langzeit-Psychoanalyse kommt die so genannte »Psychoanalytische (oder Psychodynamische) Kurztherapie« mit durchschnittlich 16 Sitzungen in vier Monaten aus. Hier ist der Therapeut nicht nur Zuhörer und Stichwortgeber wie in der klassischen Psychoanalyse, sondern gestaltet die Kommunikation aktiv und an einzelnen Problemen orientiert. Die Aufarbeitung der persönlichen Geschichte des Patienten kann zwar auch Thema sein, steht aber nicht im Vordergrund. Anders als bei der klassischen Psychoanalyse bescheinigen Studien der Psychoanalytischen Kurztherapie einen positive Effekt bei Depressionsbehandlungen. Das gilt auch für die so genannte tiefenpsychologisch orientierte Psychotherapie, die mit etwa 50 bis 80 Sitzungen zwischen den genannten Therapien angesiedelt ist. Die Beziehung zwischen Therapeut und Patient steht bei dieser Therapieform stellvertretend für die Beziehungen des Patienten zu seiner Außenwelt. Anders formuliert: Zeigt sich in der Beziehung Therapeut-Patient ein Problem, so wird es als grundsätzlich erkannt und in den Therapiesitzungen aufgearbeitet.

Gesprächstherapie nach Rogers

Die so genannte klientenzentrierte Gesprächstherapie des amerikanischen Psychologen Carl Ransom Rogers (1902 bis 1987) geht davon aus, dass der Patient – Rogers nannte ihn »Klient«, um dessen aktive Rolle zu betonen – eigentlich weiß, was ihm gut tut und was nicht. Der Patient/Klient müsste also auch selbst einen Weg aus der Depression finden bzw. diese gar nicht erst auftauchen lassen. Doch diese Eigenschaft der Selbstregulierung kann durch negative Reaktionen auf Gefühle und/oder Verhalten z. B. in der Kindheit gewissermaßen verschüttet worden sein.

Die klientenzentrierte Gesprächstherapie hat nun zum Ziel, die Fähigkeit zur Selbstregulierung wieder freizulegen und damit den Gesundungsprozess einzuleiten. Der Therapeut schafft dazu durch das Einfühlen in den Patienten/Klienten ein Klima, in dem der Patient/Klient vollständig in all seinen Gefühlen und Regungen angenommen wird und diese nicht bewertet werden. In diesem Klima kann der Patient/Klient seine Fähigkeiten wiederentdecken, sich frei und zur Gesundung hin entwickeln.

Das Verfahren kann sowohl in der Einzel- wie Gruppentherapie angewandt werden, umfasst in der Regel nicht mehr als 30 Stunden und hat in Studien seine Wirksamkeit bei Depressionen – ebenso wie bei anderen Erkrankungen – bewiesen.

»Wir stimmen den anderen nur zu, wenn wir eine Gemeinsamkeit zwischen ihnen und uns empfinden.« Jean de La Bruyère, französischer Schriftsteller (1645 bis 1696).

Familien- und Paartherapie

Da Depressionen sowohl Folge als auch Ursache gestörter Paarbeziehungen und der Beziehungsgeflechte innerhalb von Familien sein können, liegt es nahe, den Partner bzw. andere Familienangehörige in die Therapie einzubeziehen. Denn selbst dann, wenn die Depression nicht die Folge gestörter Beziehungen und der dahinter liegenden Verhaltensmuster ist, so wirken sich die depressiven Symptome doch oft negativ auf das System Paarbeziehung oder Familie aus. So kann die bloße Anwesenheit des

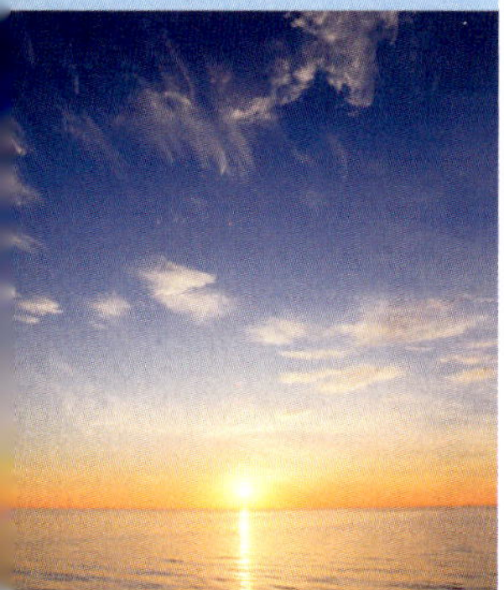

»Ist die eigne Person in Ordnung, so kommt die Familie in Ordnung; ist die Familie in Ordnung, so kommt der Staat in Ordnung; ist der Staat in Ordnung, so kommt die Welt in Ordnung.«
Lü Bu We, chinesischer Kaufmann, Politiker und Philosoph (ca. 300 v. Chr. bis ca. 235 v. Chr.).

Partners auf den Depressionskranken zu einer negativen Rückkoppelung und damit Verschlimmerung der Depressionen führen. Es gibt Studien zu solchen Therapien, die den Erfolg tatsächlich belegen. Dieser Erfolg liegt jedoch nicht in der Wirksamkeit gegen die Depressionen selbst – hier zeigte sich die Einzeltherapie als ebenso effektiv. Er liegt vielmehr in einer Verbesserung der Ehezufriedenheit, bietet also einen Zusatznutzen.

Die Familie als System

Der Ansatz der so genannten »Systemischen Therapie« ist: Die Familie ist ein System, das aus verschiedenen Einzelteilen besteht, die einander auf vielfältige Weise gegenseitig beeinflussen. Ist das System intakt, kann jeder Einzelne seine individuellen Stärken und Fähigkeiten entwickeln, ohne dass das System leidet. Doch anders herum kann das System den Einzelnen auch schwächen, ihn krank und depressiv werden lassen. Diese Therapieform hat das Ziel, zunächst die krankmachenden Faktoren wie z. B. unangemessene Erwartungshaltungen oder problematische Kommunikationsmuster zu erkennen und sie im nächsten Schritt mit den Beteiligten so zu verändern, dass das System als Ganzes wieder funktioniert. Dadurch kann der Erkrankte gesunden. Vergleicht man die Wirksamkeit der Systemischen Therapie gegen Depressionen mit der eines Antidepressivums, so zeigt sich das Medikament als schneller wirksam, teilweise auch effektiver. Im Vergleich mit einer unspezifischen Behandlung, in Form von Arztgesprächen, ist die Systemische Therapie hingegen deutlich wirkungsvoller, sowohl was die depressiven Symptome als auch die Paar- bzw. Familiensituation angeht.

Entspannungsmethoden

Entspannungsmethoden sind natürlich kein Mittel gegen Depressionen an sich. Sie sind aber für manche – nicht für alle – depressiv Erkrankten sehr wertvoll als zusätzliche Methode innerhalb eines Gesamtkonzepts der Behandlung. Sie werden sich gewiss an das Thema »Beruhigungsmittel« erinnern (siehe Seite 74ff.), die Depressionskranken oftmals zu Beginn der Therapie für einen begrenzten Zeitraum von wenigen Wochen verschrieben werden können. Diese dienen der Angstlösung, der Entspannung und der Verbesserung des Nachtschlafs. All das lässt sich manchmal auch mit Entspannungsmethoden erreichen – völlig ohne Nebenwirkungen. Allerdings prägt der Einzelfall die Situation; viele Depressionskranke schaffen auch mit Hilfe dieser Techniken nicht, sich ausreichend zu entspannen. Aber selbst wenn der Betroffene nicht in der Lage ist, eine Entspannungsmethode zu nutzen: Sie kann den Angehörigen helfen, mit der Belastung eines erkrankten Familienmitglieds gelassener umzugehen.

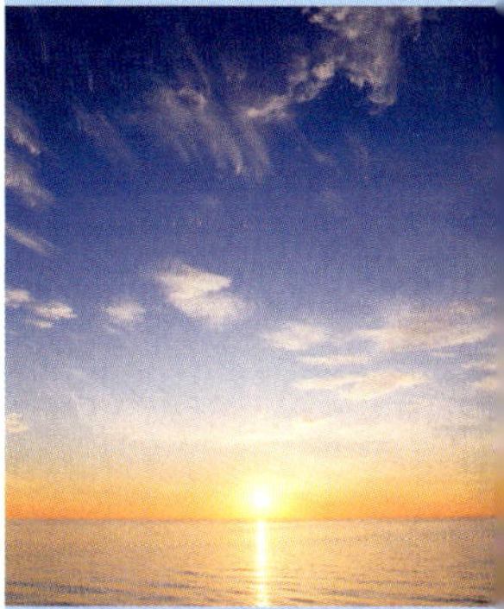

»Nur die Ruhe ist die Quelle jeder großen Kraft.« Fjodor Dostojewski, russischer Dichter (1821 bis 1881).

Schnell und effektiv: Die Progressive Muskelrelaxation

Wir spannen oft Muskeln an, die wir in dem Moment eigentlich gar nicht brauchen. Das führt zu schmerzhaften Verspannungen und einem insgesamt aus dem Lot geratenen vegetativen Nervensystem (es steuert unter anderem den Blutdruck, den Atemrhythmus und die Herzfrequenz). Eine hervorragende Vermeidungsmethode, die ganz nebenbei das gesamte vegetative Nervensystem beruhigt, ist die progressive Muskelrelaxation nach Jacobson, kurz PMR genannt.

Wie funktioniert die PMR?

PMR basiert auf einer aktiven Wahrnehmung der Anspannung und Entspannung der Muskeln. Das heißt, Sie spannen eine Muskelgruppe ein paar Sekunden lang bewusst an, um sie danach wieder zu entspannen. Dadurch erfühlen Sie den Unterschied zwischen dem Zustand der Anspannung und der Entspannung. Das machen Sie nach und nach mit immer mehr Muskelgruppen.

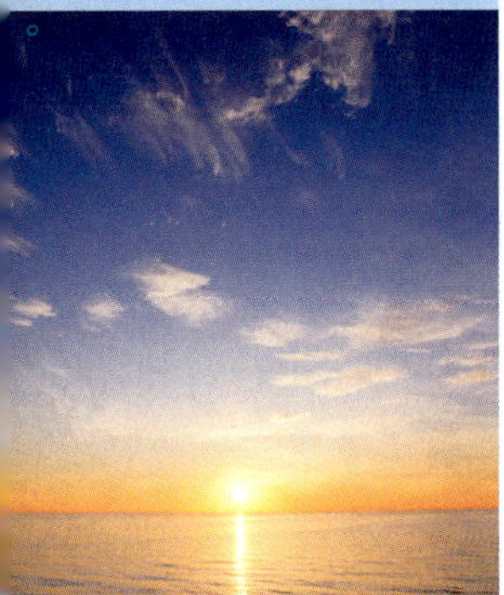

»Auch der Geist hat seine Hygiene, er bedarf, wie der Körper, einer Gymnastik.« Honoré de Balzac, französischer Erzähler (1799 bis 1850).

Der Körper lernt dadurch, Anspannung und Entspannung wieder zu unterscheiden und nicht benötigte Muskelgruppen auch in Stresssituationen nicht zu verkrampfen.

So einfach geht's

Optimal ist es natürlich, die Methode gründlich zu erlernen, z. B. in einer qualifizierten Volkshochschulgruppe oder bei einem Therapeuten. Doch Sie können es auch allein probieren. Wichtig ist, dass Sie zumindest am Anfang täglich 15 Minuten üben, z. B. morgens, direkt nach dem Wachwerden, oder abends, wenn Sie noch nicht zu müde sind. Wann auch immer Sie es tun: Üben Sie nie unter Zeitdruck. Zu Beginn sollten Sie nur mit einigen Muskelgruppen arbeiten: So prägt sich das Gefühl dafür besser ein. Es dauert aber gar nicht lange, bis Sie mit allen Muskelgruppen nacheinander üben können. Und so gelingt's:

- Legen Sie sich entweder auf den Rücken oder setzen sich ganz bequem mit angelehntem Rücken und Kopf in einen Sessel.
- Legen Sie die Arme neben Ihrem Körper ab und ballen Sie die Hände zu Fäusten – die Anspannung sollte fest sein, aber nicht maximal, da die Stärke der Anspannung nicht dem Grad der folgenden Entspannung entspricht. Spannen Sie auch die Muskeln der Oberarme an. Halten Sie die Spannung für zehn Sekunden.
- Dann entspannen Sie die Muskeln, atmen tief durch und strecken den Arm langsam lang aus.
- Wiederholen Sie die Übung dreimal.
- Nun spannen Sie die Muskeln auf der Unterseite Ihrer Beine an, so dass Ihre Zehenspitzen dann nach vorn bzw. unten zeigen, und halten die Spannung für zehn Sekunden. Bewusst entspannen und den Zustand erfühlen.
- Nun sind die Muskeln auf der Beinoberseite an der Reihe: Anspannen, so dass die Zehenspitzen zu Ihrem Kopf zeigen. Zehn

Sekunden halten, entspannen. Jeweils dreimal die Beinoberseite und -unterseite.

Wichtig: Hören Sie in Ihren Körper hinein und versuchen Sie immer wieder aufs Neue, den Unterschied zwischen der aktiven Muskelanspannung und der passiven Entspannung zu erspüren. Das ist das A und O der progressiven Muskelrelaxation.

Der Klassiker: Autogenes Training

Das autogene Training (AT) wurde von dem Berliner Nervenarzt Johannes Heinrich Schultz (1884 bis 1970) entwickelt und ist die wohl bekannteste Entspannungsmethode im deutschen Sprachraum. Verglichen mit der Progressiven Muskelrelaxation ist die Wirksamkeit des AT jedoch deutlich weniger gut belegt.

Auch wenn sich mit AT oft gute Erfolge erzielen lassen, so dauert es doch Wochen bis Monate, bis man allein die Basisübungen beherrscht. Zudem ist AT nicht für jeden die effektivste Methode. Manche Menschen haben keine Probleme damit, das beim autogenen Training nötige Gleichgewicht zwischen Konzentration und »Loslassen« herzustellen. Bei anderen dagegen ist es ein sehr mühevoller Weg. Für sie – und hierzu gehören zumeist depressive Menschen – bietet sich vor allem die progressive Muskelrelaxation nach Jacobson an.

Do it yourself

Sicher, es ist am besten, die Progressive Muskelrelaxation oder auch das Autogene Training von einem Fachmann zu lernen, sei es an der Volkshochschule, bei einem Mediziner oder auch im Rahmen eines Psychotherapieangebots. Doch wer diese Mühe scheut oder einfach nicht die nötige Zeit aufbringen kann, ist gut beraten, sich die Methode anhand der diversen Ratgeberbücher, CDs und Hörkassetten selbst beizubringen. Besser so als gar nicht!

»Denen, die der Ruhe pflegen, kommen manche ungelegen.« Wilhelm Busch, deutscher Zeichner und Dichter (1832 bis 1908).

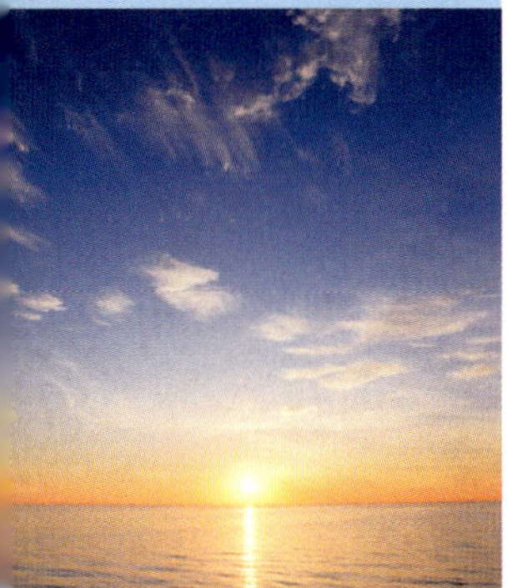

»Die Ruhe ist eine liebenswürdige Frau und wohnt in der Nähe der Weisheit.«
Epicharm, griechischer Dramatiker (ca. 550 v. Chr. bis ca. 460 v. Chr.).

Die zwei Stufen des Autogenen Trainings (AT)

Im Autogenen Training gibt es zwei Stufen. In der ersten bemüht sich der Übende, normalerweise unbewusst gesteuerte Körperfunktionen wie Atem- und Herzfrequenz, den Spannungszustand der Muskulatur und die Durchblutung von Händen, Füßen und Stirn bewusst in den Griff zu bekommen. Dazu lernt der AT-Neuling so genannte »Formeln«, das sind Suggestionen, die er sich selbst vorgibt. Wer allein diese Basisübungen beherrscht, kann bereits damit Erregungszustände dämpfen oder angstauslösende Situationen besser meistern. Es dauert allerdings meist Monate, wenn nicht Jahre, bis man diese Technik so weit beherrscht, dass man sie für sehr viel weitergehende Suggestionen nutzen kann: die Stufe zwei des AT. Der AT-Profi kann sich nämlich sehr rasch in diesen Zustand der Tiefenentspannung versetzen und dann mit selbst ausgedachten Formeln das Unbewusste zielsicher beeinflussen. In Zusammenarbeit mit einem Arzt oder Therapeuten kann der Depressionskranke auf diese Weise z. B. Probleme im Umgang mit anderen Menschen lösen, etwa die Scheu Fremde auf Gesellschaften anzusprechen.

Die Ruhe in dir: Meditation

Vielleicht denken Sie bei dem Wort Meditation an buddhistische Mönche, die im Lotossitz stundenlang bewegungslos verharren. Vielleicht denken Sie aber auch an einen streng gläubigen Katholiken, der – die Gebetskette in der Hand – den Rosenkranz betet. Es gibt viele Formen der Meditation. Ihnen allen gemein ist, dass sich der Meditierende auf etwas anderes als seine üblichen Gedanken konzentriert, gewissermaßen für eine Weile aufhört, mit sich selbst zu reden: Der buddhistische Mönch vielleicht, indem er sich in den Anblick eines Mandalas (»Rad des Lebens«) versenkt, der Katholik durch die ständige Wiederholung der stets gleichen Gebete.

Kurze Anleitung zum Selbstversuch mit AT

Legen Sie sich auf den Rücken, oder setzen Sie sich bequem hin. Wichtig ist, dass Sie persönlich in dieser Haltung gut entspannen können. Üben Sie am Anfang in ruhiger Umgebung, beispielsweise im Bett vor dem Einschlafen oder morgens nach dem Aufwachen. Am Anfang sollten Sie täglich mindestens einmal, besser zweimal trainieren. Atmen Sie während des Übens regelmäßig und tief ein und aus.

Schließen Sie nun die Augen und beginnen Sie, sich die folgenden Sätze im Kopf vorzusagen:

- Ich bin vollkommen ruhig und entspannt (1 x)
- Mein linker (rechter) Arm wird ganz warm (je Arm 6 x)
- Ich bin vollkommen ruhig und entspannt (1 x)
- Mein linker (rechter) Arm wird ganz schwer (1 x)
- Ich bin vollkommen ruhig und entspannt (1 x)
- Mein Herz schlägt ruhig und kräftig (6 x)
- Ich bin vollkommen ruhig und entspannt (1 x)
- Mein Atem geht ruhig und gleichmäßig (6 x)
- Ich bin vollkommen ruhig und entspannt (1 x)
- Mein Sonnengeflecht ist strömend warm (6 x)
- Ich bin vollkommen ruhig und entspannt (1 x)
- Meine Stirn ist angenehm kühl (6 x)

Wenn Sie vor dem Einschlafen üben, können Sie die folgende Aufwachzeremonie weglassen: Arme beugen und strecken, tief einatmen und Augen öffnen. Sollten Sie dies vergessen, kann es Ihnen passieren, dass Sie möglicherweise den ganzen Tag etwas benommen herumlaufen.
Zur Erklärung: Das Sonnengeflecht (Plexus solaris) ist das größte zusammenhängende Nervengeflecht des vegetativen Nervensystems. Es befindet sich tief im Bauch unterhalb des Nabels.

»Muße ist der schönste Besitz von allen.« Sokrates, griechischer Philosoph (469 v. Chr. bis 399 v. Chr.).

Es gibt viele weitere Möglichkeiten der Meditation: Stille Meditationsformen wie die bereits genannten, musikalische Meditationsformen, bei denen z. B. rhythmisches Tanzen im Vordergund

»Der Körper ist der Übersetzer der Seele ins Sichtbare.« Christian Morgenstern, deutscher Dichter (1871 bis 1914).

steht sowie körperliche Meditationsformen, etwa Qigong, Yoga oder Tai-Chi, um hier nur die gängigsten zu nennen.
Gleich welche Technik man verwendet: Man gelangt in einen mehr oder weniger tiefen Trancezustand, in dem die Gehirnwellen langsamer werden, der Pulsrhythmus gleichmäßiger wird und das gesamte vegetative Nervensystem sein Gleichgewicht findet. Genau das also, was wir auch mit der Progressiven Muskelrelaxation und dem Autogenen Training erreichen wollen.
Wenn Sie bereits positive Erfahrungen mit der einen oder anderen Meditationsform gesammelt haben, sollten Sie sich darauf besinnen und diese regelmäßig üben. Und falls Sie in der einen oder anderen Richtung gläubig sind, empfiehlt es sich, einmal nach der in diesem Glauben üblichen Meditationsform zu suchen. Keine Sorge, es gibt sie, ist die Meditation doch ein zentraler Baustein einer jeden Religion.

Einfache Atemmeditation für jedermann

Setzen oder legen Sie sich bequem hin. Schließen Sie die Augen oder schauen Sie auf einen Punkt – das kann eine Blumenvase sein oder auch nur ein Fleck an der Wand. Nun atmen Sie einmal tief aus und danach ohne Druck wieder ein. Beim nächsten Ausatmen zählen Sie »eins«. Bei jedem weiteren Ausatmen zählen Sie hoch, bis Sie bei »zehn« angekommen sind, und beginnen wieder bei »eins«.
Aller Wahrscheinlichkeit nach werden Sie feststellen, dass etwas so einfaches wie das Zählen des Atems Sie deutlich entspannen wird. Gut so, denn dann haben Sie fortan eine der einfachsten Meditationsformen immer und überall zur Verfügung.

Zwiegespräch mit dem Körper

Der Begriff »Biofeedback« meint nichts anderes, als dass mittels eines technischen Gerätes eine bestimmte Körperfunktion ge-

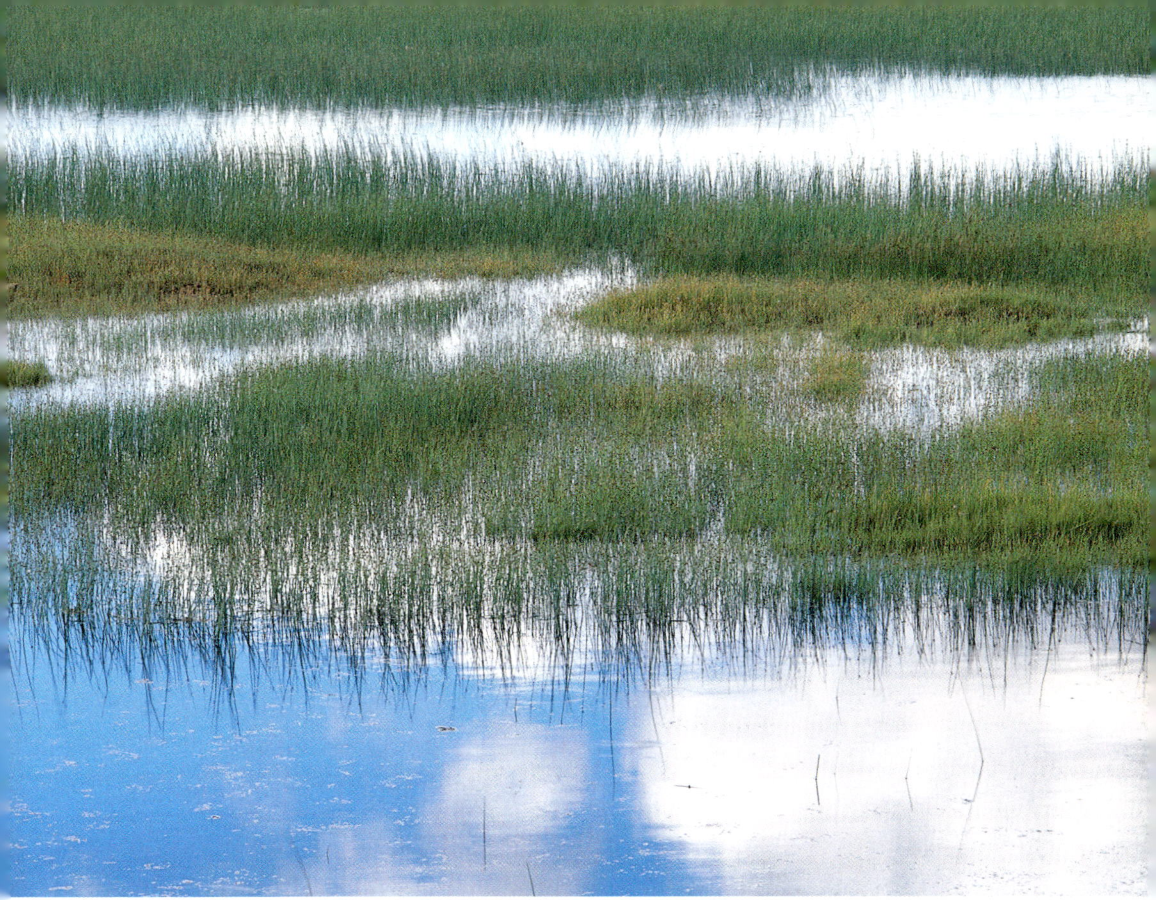

messen wird – beispielsweise Muskelspannung, Herzfrequenz, Hautwiderstand, Blutdruck o.Ä. und nur als ein dünner oder dicker werdender Balken auf einem Computerbildschirm oder veränderliche Wellenlinie sichtbar gemacht wird. Ziel des Biofeedbacks ist es, die jeweils gemessene, unbewusst ablaufende Körperfunktion willentlich so zu beeinflussen, dass sich dies entsprechend auf dem Bildschirm zeigt. So lässt sich etwa der Herzrhythmus normalisieren, der Blutdruck senken etc.

Natürlich ist dies kein Selbstzweck, sondern soll der Behandlung der verschiedensten Krankheiten dienen wie Kopfschmerzen, Schlafstörungen, Angsterkrankungen oder auch Depressionen. Bei manchen Störungen, wie etwa Kopfschmerzen oder Angstzuständen, hat das Biofeedback in Studien tatsächlich positive Wirkungen erbracht. Allerdings waren diese nicht so deutlich, wie mit vergleichbaren anderen Methoden, etwa der Progressiven

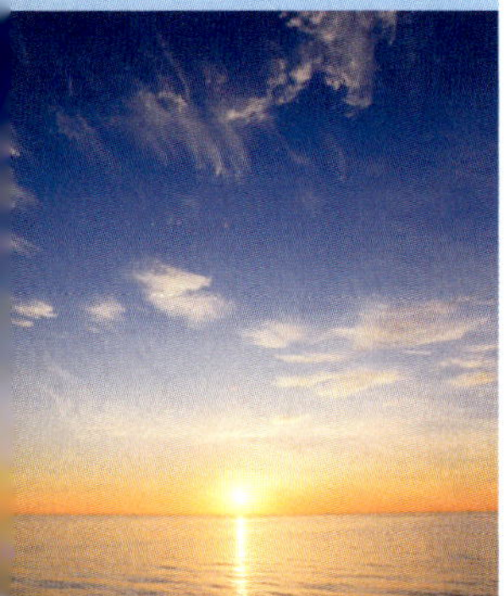

Der Dramatiker Berthold Brecht (1898 bis 1956) meinte, dass der Leistungssport erst da anfange, wo er längst aufgehört hat, gesund zu sein.

Muskelrelaxation. Wird das Biofeedback aber als Ergänzung angewandt, um das vegetative Nervensystem und seine Steuerbarkeit gewissermaßen besser kennen zu lernen, so ist es sicherlich sinnvoll. Zudem mag es Patienten geben, denen das Biofeedback direkt hilft. Es spricht also nichts dagegen, das Verfahren einmal auszuprobieren. Der Haken bei der Sache: Man benötigt dazu ein technisches Gerät, das in der Anschaffung nicht ganz billig ist. Zudem ist am Anfang die Unterstützung eines Arztes oder Therapeuten sinnvoll, der mit Biofeedback arbeitet.

Sport und Massagen

Der gesunde Menschenverstand sagt uns, dass sportliche Betätigung und Massagen eigentlich sehr gut bei Depressionen bzw. einigen typischen Symptomen wie Schlafstörungen, Unruhezuständen oder auch Verstopfung helfen müssten. Doch der gesunde Menschenverstand ist das Eine, der Stand der wissenschaftlichen Forschung das Andere. Lassen Sie uns gemeinsam nachsehen, was die Wissenschaft uns über diese Themen lehrt.

Bewegung kontra Blues

Sie haben vermutlich schon einmal vom so genannten »Runner's High« gehört, jenem euphorischen Zustand, der manchen Langstreckenläufer bisweilen quasi wie auf Wolken dahinschweben lässt. Dieser Zustand wird ausgelöst durch die Freisetzung so genannter Endorphine, körpereigener dem Morphium ähnlicher Substanzen, die wie eine Glücksdroge wirken. Aus zwei Gründen können diese Endorphine jedoch nicht für eine mögliche antidepressive Wirkungen verantwortlich sein: Sie werden in ausreichender Menge nur ausgeschüttet, wenn der Läufer bereits eine sehr große Distanz zurückgelegt hat. Das heißt auch, er muss entsprechend trainiert sein. Und: Nicht jeder Langstreckenläufer erlebt diesen Zustand, und wer doch, so nur selten.

Die gute Nachricht aber ist, dass Sport auf andere Weise positiv wirkt: So wird die Ausschüttung verschiedener Hormone, Immun- und Nervenbotenstoffe angekurbelt. Am interessantesten ist aber wohl die Auswirkung auf den Serotoninstoffwechsel, jenes Nervenbotenstoffes, der viel mit unserer Stimmung und der Entstehung von Depressionen zu tun hat. Sport erhöht nämlich das Angebot einer Vorläufersubstanz von Serotonin (Tryptophan) und in geringerem Maße auch die Produktion von Serotonin selbst. Auch wenn man die genauen Abläufe noch nicht kennt, scheinen diese Veränderungen doch zu Vorgängen im Gehirn zu führen, die letztlich zu einer besseren Verfügbarkeit von Serotonin im synaptischen Spalt führen (siehe Seite 58ff.).

Die Studienlage

Doch was sagen die Studien nun genau: Hilft Sport gegen Depressionen oder nicht? In einer Studie aus dem Jahre 2001 wurde der Einfluss eines Ausdauertrainings (täglich eine halbe Stunde Walking oder Laufband) an zwölf Personen – sieben Frauen und fünf Männer – während einer im Durchschnitt 35-wöchigen depressiven Phase untersucht. Dabei hatten zehn der Patienten bereits ohne Erfolg mindestens zwei verschiedene Antidepressiva eingenommen. Ergebnis der Untersuchung: Nach Ablauf von zwölf Tagen – davon zehn Trainingstage – hatte sich die Depression bei sechs Teilnehmern deutlich gebessert, bei weiteren zwei Teilnehmern ein wenig und bei vier Personen gar nicht. Mit anderen Worten: Bei 50 Prozent der Kranken hatte die sportliche Betätigung etwas geschafft, was Medikamente nicht zuwege gebracht hatten. Zudem war die Besserung bereits nach nur zwölf Tagen deutlich sichtbar.

Die Autoren dieser Studie betonen, dass Ausdauersport speziell in der Anfangsphase einer antidepressiven Medikation großen Nutzen bringen könnte, da die Wirkung von Antidepressiva be-

Es spricht vieles dafür, dass ausreichend körperliche Bewegung in gewissem Maße vor Depressionen schützt. Wer noch keinen Ausdauersport betreibt, sollte deshalb bald damit anfangen – nicht nur seinem Körper zuliebe, sondern auch der psychischen Gesundheit wegen.

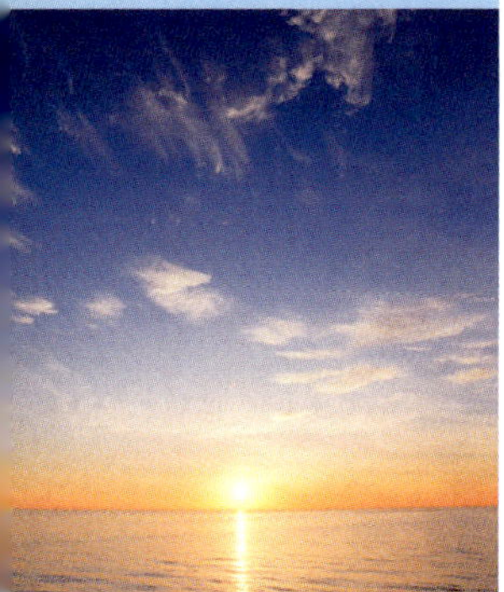

Beachten Sie: Wer vor der Erkrankung keinen Sport getrieben hat und älter als 40 ist, sollte sich vor Beginn einer sportlichen Betätigung vom Arzt körperlich durchchecken lassen, um mögliche gesundheitliche Schäden auszuschließen.

kanntlich ja erst nach zwei bis sechs Wochen einsetzt. Außerdem können jene Menschen von Sport profitieren, bei denen Antidepressiva nicht wirken.
Zu ähnlichen Ergebnissen kommen viele andere Untersuchungen, wobei eine Metastudie aus dem gleichen Jahr (2001) allerdings erhebliche Mängel in der Durchführung älterer Studien gefunden hat. Doch selbst die Autoren dieser Metastudie betonen, dass Sport – neben all den anderen gesundheitlich positiven Effekten etwa auf das Herz-Kreislauf-System, Blutdruck, Fettstoffwechsel etc. – auch bei Depressionen helfen oder zumindest positiv unterstützend wirken kann. Nur bewerkstelligen die vorliegenden Studien leider nicht, sämtliche wissenschaftlichen Zweifel auszuräumen. Die Autoren fordern deshalb bessere Studien, gerade im Hinblick auf einen Langzeiteffekt bei gleichzeitiger Einnahme von Medikamenten sowie bei Reduktion oder gar Weglassen derselben. Dies darf aber nur unter ärztlicher Aufsicht erfolgen.

Wieviel und was?

Die allgemeine Empfehlung lautet: Treiben Sie nach Möglichkeit täglich mindestens eine halbe Stunde Sport, am besten an der frischen Luft. Was die Art der Betätigung angeht, so haben Sie die Wahl zwischen allen Ausdauersportarten: Joggen, Walking oder der Variante Nordic Walking, Skilanglauf, Fahrrad fahren, Schwimmen, Inline-Skating oder auch Aqua Jogging. Letzteres wird besonders übergewichtigen Patienten empfohlen.
Wichtig für den Anfänger ist, dass er sich nicht überlastet. Fangen Sie langsam an und steigern Sie sich nur ganz allmählich. Wer zu viel des Guten tut, wird nicht nur recht schnell mit Motivationsproblemen zu kämpfen haben – was während depressiver Phasen ohnehin schon schwierig genug ist – er schadet unter Umständen sogar seiner Gesundheit und wird gewiss weniger körperliche Fitness erlangen als jemand, der es ruhig angeht.

Was also tun?

- Wer an einer Depression erkrankt ist und vorher Sport getrieben hat, sollte nach Möglichkeit dabei bleiben. Die Chance, dass es hilft, ist trotz der nicht 100-prozentigen Studienlage groß. Wer allerdings unter einer stärkeren Depression leidet, kann eventuell auch negative Erfahrungen machen: »ich kann oder schaffe ja gar nichts mehr«. Mit anderen Worten: Das Selbstbewusstsein könnte zusätzlich leiden. In dem Fall sollte man natürlich besser auf Sport verzichten.
- Das Hauptproblem besteht aber oft darin, dass der Depressionskranke aus eigenem Antrieb kaum die Laufschuhe anziehen wird. In dem Fall können nur Sie als Angehöriger die Initiative ergreifen und zum gemeinsamen Sporttreiben ermutigen.
- Ganz wichtig ist aber stets: Sport hilft dem Betroffenen nur dann, wenn er für sich selbst das Gefühl entwickelt, dass es ihm gut tut. Ebenfalls wichtig: Sport ist auch dann hilfreich, wenn die depressive Phase vorbei ist. Wenngleich auch dies nicht bewiesen ist, so spricht doch einiges dafür, dass sich damit die Wahrscheinlichkeit einer neuen depressiven Phase verringern lässt. Einige Studien haben nämlich gezeigt, dass Depressionen bei sportlich Aktiven seltener sind als bei Couchpotatoes. Fazit: Es gibt viele gute Gründe für sportliche Aktivitäten.

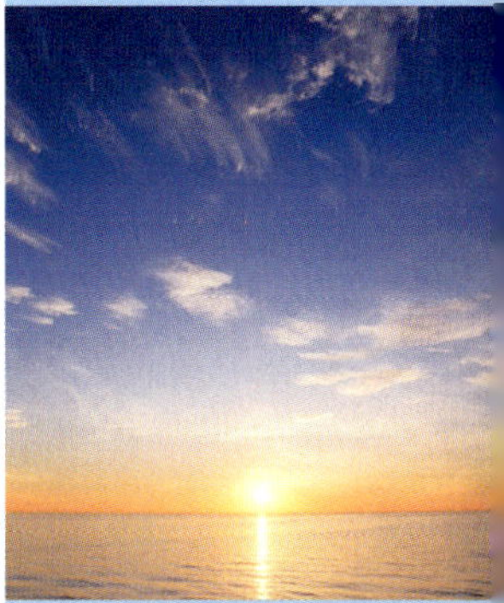

»Zu unserer Natur gehört die Bewegung, die vollkommene Ruhe ist der Tod.« Blaise Pascal, französischer Mathematiker, Physiker und Philosoph (1623 bis 1662).

Können Massagen helfen?

Gezielt eingesetzte Massagen können nicht nur Sportlern nach dem Training oder Wettkampf helfen, ihre Muskeln zu regenerieren. Massagen können auch frühgeborenen Babys helfen, schneller an Gewicht zuzulegen – im Durchschnitt um 47 Prozent mehr pro Tag als nicht massierte Frühgeborene. Es gibt Untersuchungen, die Massagen eine lindernde Wirkung bei Asthma, Kopfschmerzen, Magersucht und dem prämenstruellen Syndrom bescheinigen. Die ayurvedische Medizin baut schon seit Hunderten von Jahren auf Entspannungsmassagen, die neben muskulären Verkrampfungen auch geistige Blockaden lösen sollen. Kann diese helfende Wirkung also auch Depressionskranken nützen?

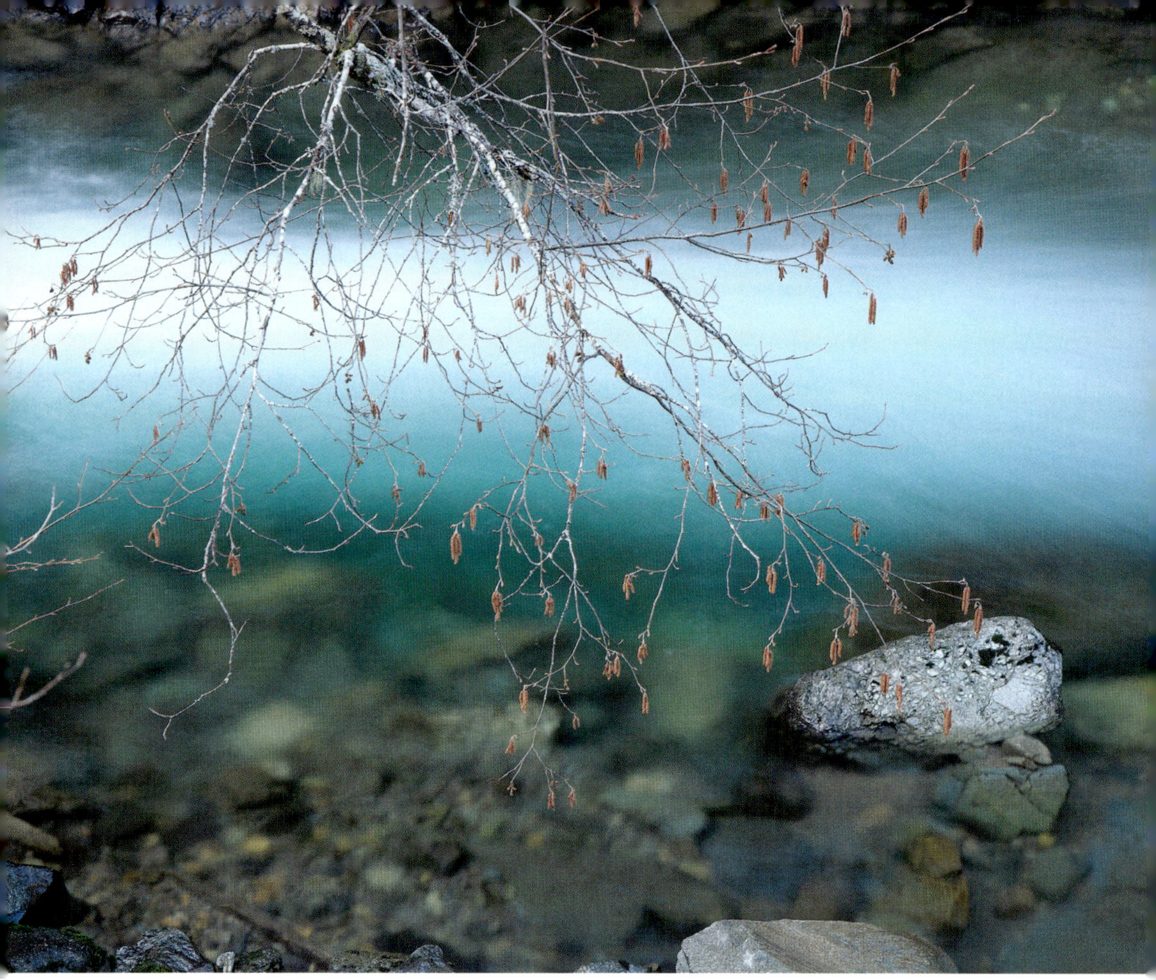

Leider ist die Studienlage zu diesem Thema außerordentlich dünn. Eine Studie an 52 depressiven Kindern und Jugendlichen während eines Klinikaufenthaltes gibt dazu folgende Auskunft: Eine Gruppe der Kinder erhielt an fünf aufeinander folgenden Tagen eine Massage; der Kontrollgruppe wurde stattdessen entspannungsfördernde Videos gezeigt. Ergebnis: Die massierten Kinder waren weitaus weniger depressiv, ängstlich und hatten ein niedrigeres Niveau des Stresshormons Cortisol als die Kinder der Kontrollgruppe (den Cortisolspiegel kann man leicht im Speichel messen). Auch das Pflegepersonal beurteilte die massierten Kinder als weniger ängstlich und zudem kooperativer. Ein positiver Zusatzeffekt war, dass sich der Nachtschlaf der Kinder erheblich verbessert hatte.

Die zweite vorliegende Studie wurde an 32 jugendlichen Müttern mit Depressionen durchgeführt. Die eine Hälfte der jungen Mütter wurde während fünf Wochen täglich 30 Minuten massiert, die andere Hälfte erhielt ein Entspannungstraining. Ergebnis: Nur die Mütter der Massagegruppe zeigten eine Reduktion der depressiven Symptomatik sowie niedrigere Cortisolwerte im Urin.
Zu einem ähnlichen Ergebnis kommt auch eine deutsche Studie aus dem Jahr 2004, die an 32 depressiven Patienten durchgeführt wurde. Dabei zeigte sich die Massage als deutlich wirksamer in Bezug auf Angespanntheit, Unruhe, depressive Stimmung und Nacken-Schulter-Verspannungen als Entspannungs- bzw. Wahrnehmungsübungen.
Wenngleich die Qualität der genannten Studien durchaus gut ist, lassen sich daraus natürlich noch keine endgültigen Schlussfolgerungen ziehen. Insbesondere sind die positiven Effekte der Massage in den Studien nur hinsichtlich kurzfristiger Effekte ermittelt worden. Welche Langzeiteffekte eine Massagebehandlung haben kann, wurde nicht untersucht. Dennoch geben die Untersuchungen Anlass zu der Hoffnung, dass auch andere Depressionskranke von Massagen profitieren können. Für endgültige Aussagen müssen wir jedoch weitere Studien abwarten.

Probieren geht über studieren

Einen Versuch ist es aber allemal wert: Vielleicht können fachgerecht durchgeführte Massagen helfen. Nun ist es nicht unbedingt praktikabel, mehrfach in der Woche zum Masseur zu gehen. Doch Massieren lässt sich auch recht einfach lernen, in einem Kurs an der Volkshochschule etwa oder sogar anhand guter Literatur zum Thema. Eventuell können Sie ja Ihren depressionskranken Angehörigen zu einem Besuch bei einem Masseur bewegen und bei ihm – falls die Wirkung der Massage bei ihm positiv wirkt – selbst Hand anlegen?

Schon der österreichische Philosoph Ludwig Wittgenstein (1889 bis 1951) meinte, dass die wichtigsten Aspekte der Dinge durch ihre Einfachheit und Alltäglichkeit verborgen seien. Auf unser Thema übertragen: Auch einfache Methoden können viel bewirken.

»Musik erzeugt eine Art von Vergnügen, ohne das der Mensch nicht kann.« Konfuzius, chinesischer Philosoph (551 v. Chr. bis 479 v. Chr.).

Musik- und Maltherapie

Viele Menschen, die »nicht gut drauf sind«, legen sich eine Lieblings-CD ein und lassen sich von der Musik ablenken; manchmal wird nach einer Weile sogar mitgesummt. Viele sagen, dass ihnen die Musik gut tue, dass sie sich dadurch besser fühlen. Ähnliche Effekte weist das Malen auf; der betroffene Mensch überträgt seine trüben Gedanken oder Wut und Hoffnungslosigkeit auf die Leinwand und fühlt sich anschließend davon regelrecht befreit.

Natürlich beschreiben die geschilderten Situationen nicht die Methoden der Musik- bzw. Maltherapie. Doch sie verdeutlichen deren Grundgedanken: Das Äußern von Gefühlen und/oder Gedanken über einen Kanal, der nichts mit Sprache zu tun – jenem Kanal also, der sowohl unsere Kommunikation mit anderen, als auch unsere innere Kommunikation bestimmt.

Dass dieses nichtsprachliche Äußern bei manchen Menschen entspannend wirkt und die sprachliche Kommunikationsbereitschaft erhöhen kann, ist in der Praxis bekannt und akzeptiert. So werden beide Therapieformen in vielen psychiatrischen Kliniken häufig als begleitende Maßnahmen eingesetzt.

Ob, in welchem Maß und vor allem wie Musik- und Maltherapien aber wirklich wirken, ist wissenschaftlich jedoch so gut wie gar nicht erforscht – was sehr schade ist. Schließlich leuchtet es spontan ein, dass eine Beschäftigung und Konzentration auf solche nichtsprachlichen Aktivitäten dem Depressiven helfen kann: So erhält er die Möglichkeit, sich für eine Weile aus dem Kreis der um sich selbst drehenden Gedanken zu befreien, sie vielleicht sogar auf einer anderen Ebene aufzulösen. Hoffen wir, dass in der Zukunft nicht nur wie bisher praktisch mit Musik- und Maltherapie gearbeitet wird, sondern dass sich einige Therapeuten auch berufen fühlen, im wissenschaftlichen Sinne seriöse Studien dazu anzufertigen.

Lasst uns wie die Kinder sein

Dass in einer depressiven Phase der Spaß an der freien unbekümmerten Bewegung, dem freien Singen und Tanzen, dem nicht formgebundenen Plastizieren oder Malen nicht vorhanden ist, liegt in der Natur der Erkrankung und oftmals auch in der Persönlichkeit des Depressionskranken. Doch dieser Mangel an freier Ausdrucksfähigkeit ist unseres Erachtens auch ein Symptom unserer Gesellschaft. Wer einmal Kinder beobachtet, wird feststellen, dass sie keine Probleme damit haben, Lieder zu singen, auch wenn sie den Text nicht genau kennen. Sie malen Bilder, die viel Fantasie beim Erwachsenen erfordern, um das Gemalte zu erkennen. Mit dem Erwachsenwerden ist dann zumeist Schluss damit. Diese Eigenschaften werden unter Erwachsenen nur noch akzeptiert, wenn sie von ausgewiesenen Künstlern praktiziert werden.
Das aber ist ein Fehler, denn es beraubt den nicht künstlerisch tätigen Erwachsenen wichtiger Ausdrucksmittel, die ihn möglicherweise sogar vor Depressionen schützen oder ihm zumindest ein nichtsprachliches Korrektiv für unangemessene Bewertungen und Gedanken liefern könnten. In diesem Sinne: Verschaffen Sie Ihren Gefühlen und Gedanken ruhig auf solcherlei Weise Ausdruck bzw. ermutigen Sie Ihren depressiven Angehörigen dazu. Und: Man muss es ja nicht unbedingt vor Publikum tun.

»Malerei verwandelt den Raum in Zeit, Musik die Zeit in Raum.« Hugo von Hofmannsthal, österreichischer Dichter (1874 bis 1929).

Schlafentzug

Wenn Sie das Stichwort »Schlafentzug« lesen, denken Sie an Zeiten, in denen Sie zu wenig Schlaf bekamen. Deswegen spricht man heute auch lieber von der »Wachtherapie«. Doch Schlafentzug, also Wachtherapie, gehört bei der Behandlung der Depression in psychiatrischen Kliniken mittlerweile zum Standardrepertoire, da sie sich als sehr erfolgreich erwiesen hat. Besonders an Depressionen Erkrankte, die einen unregelmäßigen Tagesverlauf aufweisen – z. B. morgens schlechter, abends besser oder umgekehrt – hilft diese Therapieform. Es gibt verschiedene Varianten der Wachtherapie:

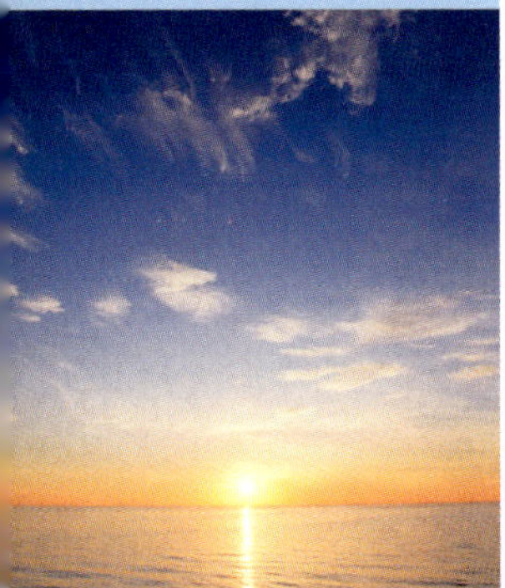

»Denken ist die Arbeit des Intellekts, Träumen sein Vergnügen.« Victor Hugo, französischer Schriftsteller (1802 bis 1886).

1. Der völlige Schlafentzug, der am Morgen vor der Behandlung beginnt und am Abend des folgenden Tages endet, also etwa 40 Stunden dauert.
2. Der teilweise (partielle) Schlafentzug, der zwischen 1 und 2 Uhr morgens beginnt und bis zum Ende (also 24 Uhr) des darauf folgenden Tages durchgehalten wird.
3. Die so genannte »Phase Advance«-Therapie, die den Schlaf-Wach-Rhythmus um sechs Stunden vorzuverlegen versucht, indem für ca. vierzehn Tage der partielle Schlafentzug (siehe Punkt 2) praktiziert wird. Diese Variante ist eigentlich nur in der Klinik möglich und erfordert eine gute Organisation und ausreichend Personal.
4. Den alleinigen Entzug des REM-Schlafanteils. REM-Schlaf (REM = Rapid Eye Movements = schnelle Augenbewegungen) ist jener Schlafanteil, in dem wir besonders intensiv träumen, sich unsere Augen unter geschlossenen Lidern wild hin- und herbewegen und unsere Körpermuskulatur praktisch komplett ausgeschaltet ist. Diese Variante lässt sich nur in Schlaflabors durchführen, die über das Instrumentarium verfügen, das Einsetzen des REM-Schlafs zu erkennen. Allerdings wird beim partiellen Schlafentzug (2. Punkt) insbesondere auf den Morgenschlaf verzichtet, in dem die meisten REM-Phasen vorkommen, und nutzt somit ähnliche Mechanismen.

Auch zu Hause machbar?

Der totale Schlafentzug ist ebenso wie der partielle prinzipiell auch zu Hause durchführbar – am besten mit Unterstützung durch den Angehörigen bzw. Lebenspartner. Die anderen genannten Varianten empfehlen sich nicht für zu Hause. Sinnvoll ist es aber, die Therapie erst einmal in einer Klinik kennen zu lernen, bevor man sie zu Hause wiederholt. Wichtig dabei ist nämlich, dass man in der Zeit des Wachseins – also besagte 40 Stunden bzw. beim partiellen Schlafentzug etwa 21 Stunden – tatsächlich nicht die Augen schließt und doch ein kurzes Sekunden- oder Minutenschläfchen hält. Dann wäre der Effekt dahin! Mit anderen Worten: Schon ein kurzes Nickerchen reicht, um den antidepressiven Effekt zu verhindern. Deshalb ist es auch gut, wenn der Patient jemanden hat, der ihn dabei unterstützen kann – geteiltes Leid ist halbes Leid. Aber schließlich gibt es auch eine Belohnung: Die zeitweise Befreiung von der Depression, was sowohl dem Depressiven selbst als auch seinem Angehörigen nützt.

Es hat sich gezeigt, dass der Effekt einer solchen Schlafentzugsbehandlung länger währt, wenn gleichzeitig und anschließend eine Lichttherapie durchgeführt wird. Und: Man sollte sich das Wachbleiben nicht noch erschweren, indem man ein sedierendes Antidepressivum oder ein Benzodiazepin einnimmt. In Absprache mit dem Arzt – selbstverständlich – sollte man an diesen Tagen deshalb auf das Medikament verzichten. Alle anderen nicht sedierenden Medikamente kann und sollte man natürlich weiterhin einnehmen. Dass Alkohol wegen seiner »schlaffördernden« Wirkung an diesen Tagen auch tabu ist, ist eine Selbstverständlichkeit.

Wichtig dabei ist noch, dass man sich keine zu hohen Erwartungen steckt. Die Wachtherapie kann sehr wohl positiv wirken, muss aber nicht. Natürlich können während des Schlafentzugs alle normalen Aktivitäten weiter geführt werden – nur das Schlafen eben nicht. Wissen muss man auch, dass der antidepressive Effekt der Therapie zunächst meist nur begrenzt im Laufe des Tages nach der kurzen Nacht auftritt und am nächsten Tag meist wieder deutlich nachlässt. Dies ist aber kein Problem, da man die Methode ohnehin wiederholt anwenden sollte und die positiv erlebten Stunden der Besserung vor allem als Bestätigung sehen

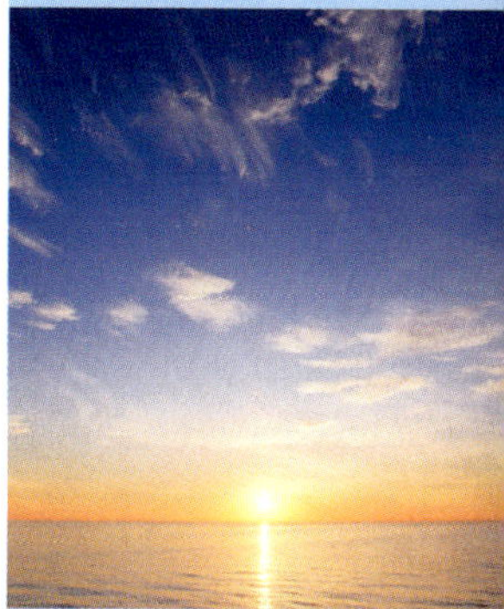

Der größte Vorteil der Wachtherapie liegt darin, dass sie dem Depressionskranken beweist, dass die Depression verschwinden kann. Dadurch kann sie den Weg bereiten für andere Therapieformen.

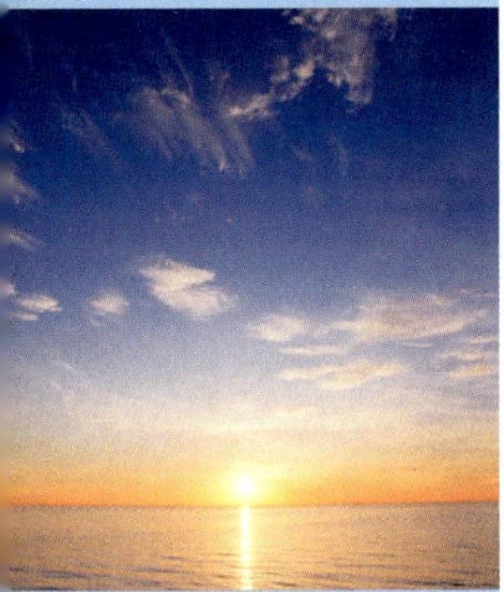

»Um Erfolg zu haben, muss man entschlossen und kühn sein.« Anton Tschechow, russischer Schriftsteller (1860 bis 1904).

kann, dass sich die Depression überhaupt verbessern lässt. Letzteres können manche depressiv Erkrankte nämlich zunächst oft nicht glauben.

Elektrokrampftherapie

Das Wort »Elektrokrampftherapie« oder auch »Elektrokonvulsionstherapie« (weitere Synonyme: Elektroschockbehandlung, elektrische Heilbehandlung) löst in vielen von uns Schrecken und Abneigung aus. Die meisten Menschen haben dabei Jack Nicholson in dem amerikanischen Spielfilm »Einer flog über das Kuckucksnest« vor Augen – also Bilder von schmerzhafter, fremdbestimmter Folter als tatsächliche Hilfe und Behandlung. Auch Klinikbilder aus den Behandlungen früherer Jahre zeigen Menschen, gefesselt an Liegen, die sich vor lauter Qual und Schmerz aufbäumen. Das sind nach unseren heutigen Standards katastrophale Zustände in den damaligen psychiatrischen Kliniken, doch leider prägen sie noch heute unsere Vorstellung von der Elektrokrampftherapie (EKT). Völlig zu Unrecht, wie Sie im Folgenden sehen werden.

Die Vorteile liegen auf der Hand

Die EKT gilt auch heute noch als die wirksamste Behandlungsmethode bei schweren depressiven Phasen, wenn andere Therapieverfahren nicht ausreichend gut geholfen haben und/oder es um die Notwendigkeit schneller Hilfe geht. Studien haben gezeigt, dass 80 bis 90 Prozent der schwer Depressionskranken positiv auf die EKT ansprechen, dass sie effektiver ist als antidepressive Medikamente und dass sogar mehr als 50 Prozent der Patienten positiv ansprechen, die bisher erfolglos mit Antidepressiva behandelt wurden. Es gibt also oftmals gute Gründe für die Behandlung mittels EKT. Gleichwohl wird die EKT in der Praxis nur angewendet, wenn verschiedene Kriterien erfüllt sind.

So kommt sie nur dann als Behandlungsform in Frage, wenn

- die Notwendigkeit einer schnellen und definitiven Verbesserung wegen der Schwere der Symptome besteht (z. B. hohes Selbsttötungsrisiko);
- die Risiken einer EKT geringer sind als die anderer Behandlungsmethoden;
- sich gezeigt hat, dass der Patient auf einschlägige Psychopharmaka schlecht anspricht, diese nicht gut vertragen werden oder sich bereits in der Vergangenheit gezeigt hat, dass der Patient gut auf eine EKT anspricht.

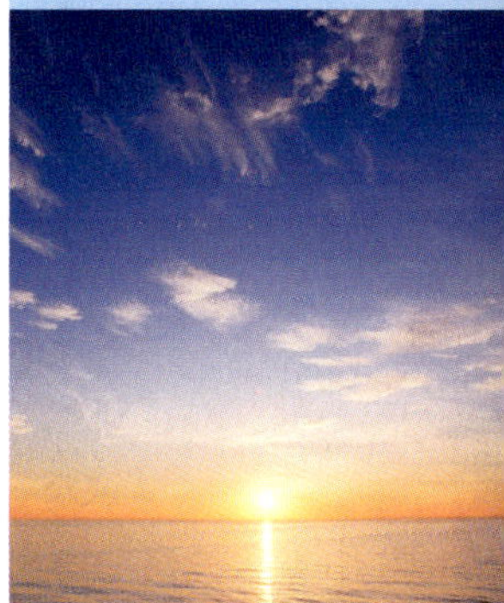

»Jede Hoffnung ist eigentlich eine gute Tat.«
Johann Wolfgang von Goethe, deutscher Dichter (1749 bis 1832), war selbst depressionskrank.

Wirkmechanismus ungeklärt

Wie die überaus heilsame Wirkung der EKT bei Depressionen zustande kommt – sie kann übrigens auch manische Phasen beenden – ist noch nicht vollständig geklärt. Sicher ist aber, dass es zu Veränderungen der Hirndurchblutung sowie des Hirnstoffwechsels und verschiedener Hormonausschüttungen (z. B. des Stresshormons Cortisol) kommt. Darüber hinaus aber wirkt die EKT auf mehrere Systeme von Nervenbotenstoffen, dem Serotonin, Dopamin und Noradrenalin.

Dies ist vermutlich auch der Grund, warum die EKT der Therapie mit Antidepressiva überlegen ist: Sie beeinflusst nicht nur ein oder zwei Nervenbotenstoff-Systeme, sondern mehrere gleichzeitig. Dennoch: Was genau im Kopf passiert, weiß man einfach nicht mit Sicherheit zu sagen.

Stromschäden am Gehirn?

Die gängigste und naheliegendste Frage bei dieser Therapieform ist: Richten die durch das Gehirn geschickten elektrischen Ströme nicht etwa Schaden an? Wir können versichern, dass dies bei einer fachgerecht durchgeführten EKT nicht der Fall ist. Das lässt sich übrigens auch anhand von Kernspin- und Computertomographien vor und nach der EKT nachweisen.

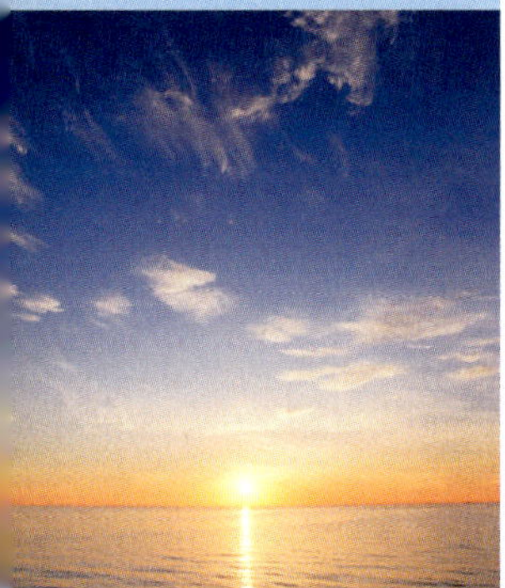

Die Elektrokrampftherapie ist äußerst effektiv und selbst bei Schwangeren anwendbar. Dass sie in Deutschland so selten angewandt wird, liegt vor allem an Vorurteilen, die sich hartnäckig halten. Im Ausland jedenfalls ist diese Behandlungsform sehr viel mehr verbreitet.

Relativ häufig aber treten nach einer EKT kurzfristige Störungen des Kurzzeitgedächtnisses auf, die die Zeit unmittelbar vor und unmittelbar nach der Behandlung betreffen. Üblicherweise vergehen diese jedoch binnen weniger Stunden oder Tage. Es gibt allerdings auch Fälle, in denen einzelne länger zurückliegende Gedächtnisinhalte nicht mehr abrufbar waren. Dies ist jedoch selten und wird meist zwar als störend empfunden, selten jedoch als dramatisch. Etwa ein Drittel der Patienten klagt nach der Behandlung über Spannungskopfschmerzen, die sich aber mit einfachen Schmerzmitteln leicht behandeln lassen. Selten treten Übelkeit und Erbrechen auf, was sich aber ebenfalls symptomatisch behandeln lässt.

In einigen Fällen darf EKT nicht angewendet werden. Dazu zählen:

- Ein kürzlich überstandener Herzinfarkt (innerhalb der letzten drei Monate).
- Schwerste Einschränkungen der Herz-Lungen-Funktion, wenn deshalb eine Narkose nicht möglich ist.
- Starker arterieller Bluthochdruck (so genannte hypertensive Krise).
- Erhöhter Hirndruck.
- Frischer Hirninfarkt (Schlaganfall) während der vergangenen drei Monate.
- Wasseransammlungen im Gehirn (Ödem).
- Akuter Glaukomanfall (grüner Star; überhöhter Augeninnendruck).

Unter bestimmten Umständen ist eine EKT auch nicht möglich bei einer Wandausbuchtung von Gehirnarterien (Aneurysma) sowie tumorartigen Gefäßneubildungen im Gehirn (Angiomen).

Ausdrücklich keine Gegenanzeigen (Kontraindikationen) sind ein bereits fortgeschrittenes Lebensalter; im Gegenteil: Es konnte beobachtet werden, dass die EKT bei älteren Menschen sogar

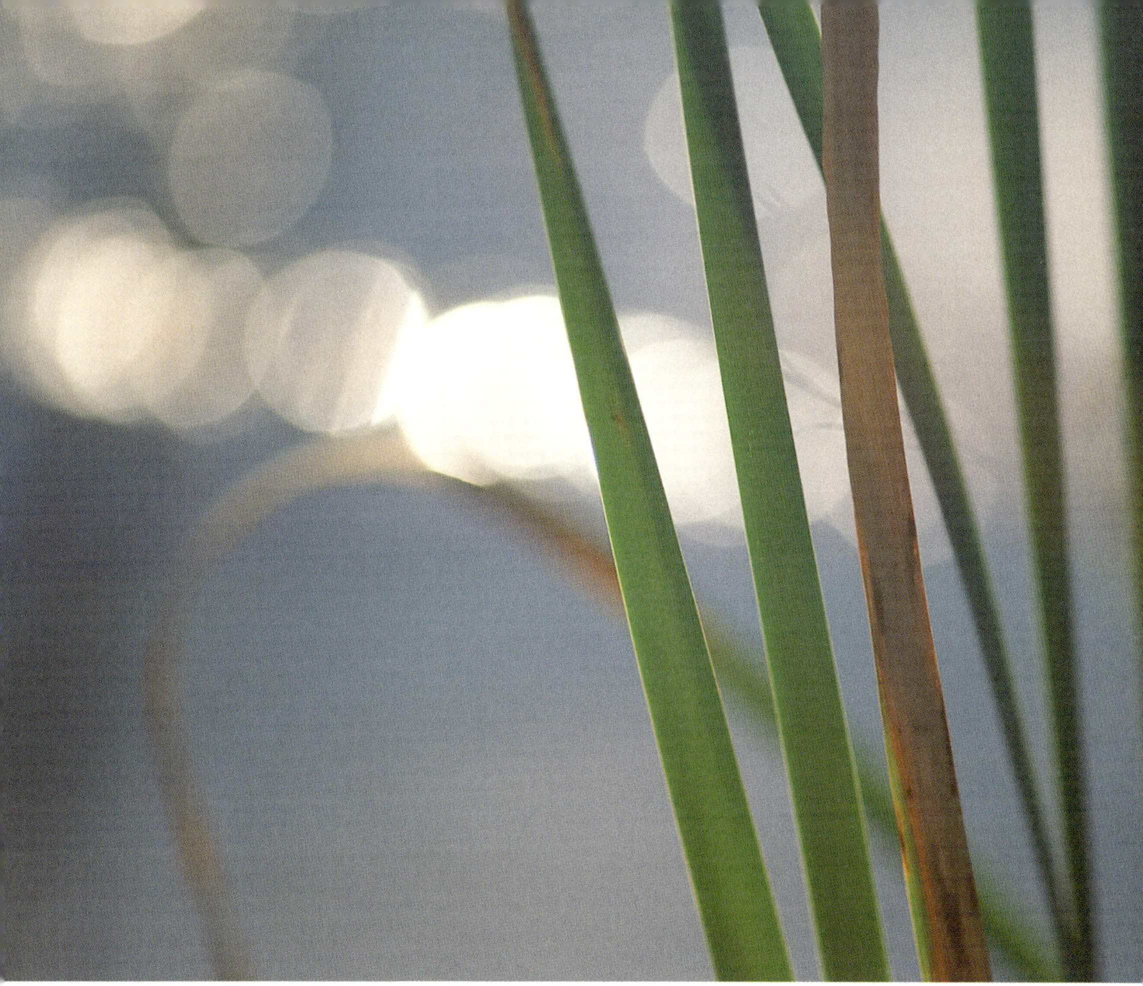

effektiver ist als bei jüngeren Menschen. Auch während einer Schwangerschaft oder bei Menschen, die einen Herzschrittmacher tragen, kann diese Therapie durchgeführt werden. Schon allein daran sehen Sie, wie wenig belastend eine EKT ist, wenn sogar nicht einmal Schwangere von dieser Behandlungsform ausgenommen sind.
Das Risiko, bei einer EKT ums Leben zu kommen, beträgt etwa eins zu 50.000; das entspricht damit dem Narkoserisiko, das Sie natürlich auch bei jedem anderen Eingriff, der unter Vollnarkose durchgeführt wird, zu tragen haben. Statistisch betrachtet: Wenn drei Patienten jede Woche drei EKT-Behandlungen bekämen, so wäre alle 100 Jahre mit einer schwerwiegenden Komplikation zu rechnen.

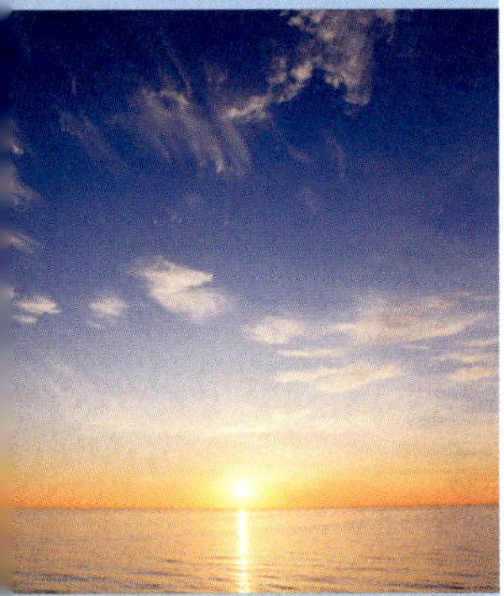

»Wir können wohl das Glück entbehren, aber nicht die Hoffnung.« Theodor Storm, deutscher Schriftsteller (1817 bis 1888).

Durchführung der EKT

Der Patient bekommt zunächst ein Mittel zur Muskelentspannung gespritzt, dann wird er mittels einer Infusion in eine Kurznarkose versetzt. Um die Sauerstoffversorgung zu gewährleisten, bekommt der Patient eine Sauerstoffmaske aufgesetzt und als Schutz vor Schäden im Mundbereich einen Zahnschutz. Der Narkosearzt ist während der EKT ständig anwesend, so dass er die Dosierung anpassen und in einem der seltenen Komplikationsfälle sofort eingreifen kann. Selbstverständlich wird während der EKT ein Elektrokardiogramm (EKG) zur Kontrolle der Herzfunktion abgenommen sowie die Sauerstoffsättigung des Blutes gemessen. Dies geht mit der so genannten Pulsoxymetrie ganz unblutig, es wird nur ein Sensor auf der Haut angebracht (Finger, Zeh, Ohr) – das war's schon. Bis hierher ist der Vorgang einer normalen Narkose wie für einen operativen Eingriff gleich.

Um die Dauer des Krampfanfalls genau steuern zu können, werden zudem die Gehirnströme (EEG) abgeleitet. Dies ist wichtig, da die Krampfdauer nicht unter 25 bis 30 Sekunden liegen sollte. Die Elektroden, also jene Stellen auf der Haut, durch die der Strom fließt, werden in der Regel nur auf einer Seite des Kopfes angebracht. Nur wenn die einseitige Behandlung nicht den erwarteten Erfolg bringt, werden die Elektroden beidseitig angelegt, da die Nebenwirkungen bei einer Behandlung beider Gehirnseiten etwas häufiger sind.

Die EKT wird normalerweise in einer Behandlungsserie von acht bis zwölf Einzelsitzungen durchgeführt, jeweils zwei bis drei in einer Woche. Da anschließend das Rückfallrisiko ebenso wie nach einer Antidepressiva-Akut-Therapie erhöht ist, muss der Patient anschließend unbedingt Antidepressiva und/oder einen Stimmungsstabilisator wie Lithium einnehmen. Seltener ist die so genannte Erhaltungstherapie, die in einer Sitzung alle vier Wochen durchgeführt wird.

Die deutsche Zurückhaltung

In Deutschland werden jährlich nur etwa 1.000 Behandlungen mit der EKT durchgeführt, in den USA hingegen 33.000. Auch wenn man die größere Bevölkerung der USA (291 Millionen) gegenüber der Bundesrepublik (82 Millionen) in Rechnung stellt, wird die EKT in den USA immer noch neunmal häufiger angewendet.

Auch andere europäische Länder, etwa Großbritannien oder die skandinavischen Länder sind in Sachen EKT deutlich »spendabler«, die Patienten offenbar dafür empfänglicher. Dies hat vermutlich auch mit dem schlechten Image der EKT in Deutschland zu tun.

Wenn ein Arzt Ihnen die Möglichkeit einer Behandlung mit EKT vorschlägt, sollten Sie deshalb einmal für eine Weile mögliche Vorurteile vergessen und sich die guten Behandlungsaussichten vor Augen führen.

Vagusnervstimulation

Eine weitere nichtmedikamentöse Behandlungsalternative ist die elektrische Stimulierung des so genannten Vagusnervs. Der Vagusnerv entspringt tief im Gehirn und ist der wichtigste Nerv des so genannten Parasympathikus. Das ist der Gegenpart zum Sympathikus. Beide bilden zusammen das unwillkürliche, vegetative Nervensystem. Der Nerv ist an der Steuerung von Rachen- und Kehlkopf-Muskulatur beteiligt und übermittelt Geschmacksempfindungen vom Zungengrund sowie Berührungsempfindungen aus dem Rachen, dem Kehlkopf sowie einem Teil des äußeren Gehörgangs.

In den 80er Jahren des vorigen Jahrhunderts wurden erste Tierexperimente mit einer Stimulierung des Vagusnervs zur Behandlung der Epilepsie durchgeführt; bereits 1988 erfolgte die erste Implantation eines Stimulators am Menschen. 1994 wurde das Verfahren EU-weit zur Behandlung der Epilepsie zugelassen, 2001 auch zur Behandlung anders nicht behandelbarer Depressionen oder Manien sowie bipolarer Störungen (Depression und

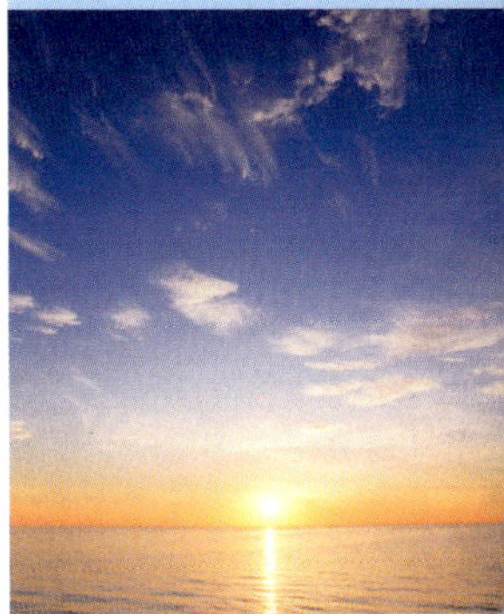

»Es gibt nur ein einziges Gut für den Menschen: die Wissenschaft, und nur ein einziges Übel: die Unwissenheit.« Sokrates, griechischer Philosoph (469 v. Chr. bis 399 v. Chr.).

Der rechte Vagusnerv weist eine Verbindung zu den Herzvorhöfen auf und nimmt so Einfluss auf den Herzschlag und -rhythmus. Der linke Vagusnerv hingegen ist stärker mit den Herzkammern verbunden. Um Herzrhythmusstörungen zu vermeiden, wird bei der Vagusnerv-Stimulation deshalb nur der linke Vagusnerv mit dem Neurostimulator verbunden.

Manie). Im Jahre 2002 hatten bereits 20.000 Menschen weltweit einen Vagusnervstimulator eingesetzt bekommen.
Man weiß bis heute nicht genau, wie die Vagusnervstimulation (VNS) im Detail funktioniert. Doch man hat konkrete Anhaltspunkte, dass sie in knapp der Hälfte anders nicht zu therapierender Depressionen eine Verbesserung erbringt.

Was man darüber weiß

Unter Vollnarkose wird der Vagusnerv durch einen kleinen Schnitt am Hals freigelegt und die Elektroden des Stimulators am Nerven durch Umwickeln befestigt. Das dünne Kabel des Stimulators verlegt der Operateur durch einen Tunnel unter der Haut bis zum großen Brustmuskel, wo er anschließend den Impulsgeber – ebenfalls unter der Haut – fixiert. Nach einem kurzen Gerätetest werden die Einschnitte vernäht. Die gesamte Operation dauert 30 bis 40 Minuten und birgt, abgesehen von dem bereits erwähnten allgemeinen Narkoserisiko, wenig Risiken. So treten nach der Operation natürlich leichte Operationsschmerzen auf, die sich aber gut durch ein einfaches Schmerzmittel lindern lassen.
Am vierten Tag nach der OP kann der Patient die neurochirurgische Klinik verlassen. Am zehnten Tag nach der OP erfolgt nochmals eine Nachuntersuchung, bei der auch gleich die Fäden gezogen werden. Selbst bei sehr dünnen Patienten stellt der unter der Haut befindliche Stimulator übrigens nur ein geringes kosmetisches Problem dar. In der Folge nun sendet der Stimulator alle fünf Minuten für 30 Sekunden einen schwachen Stromimpuls an die Elektroden, sprich den Vagusnerven. Dabei lassen sich sowohl Dauer und Häufigkeit, als auch die Stärke nach Bedarf einstellen. Etwa die Hälfte der Patienten berichtet über Heiserkeit während der Stimulationszeiten, die jedoch nicht als besonders störend empfunden wird. Der Impuls bewirkt eine allgemeine Aktivierung der bereits mehrfach erwähnten Nervenbotenstoffe.

Es werde Licht!

Neu ist die Idee, Depressive mit Licht zu behandeln, wirklich nicht: Schon antike griechische Ärzte der hippokratischen Schule (ab 4. Jh. v. Chr.) und später dann römische Ärzte setzten ihre depressiven Patienten in die Sonne.

Wir haben bereits erwähnt, dass die Lichttherapie ein wichtiges Standbein der Behandlung der Winterdepression (saisonal bedingte affektive Störung, SAD) sein kann (siehe Seite 36) – eine Depressionsform, die eigenständig auftreten, aber auch als besondere Ausprägung einer Major Depression mit einhergehen kann. Die meisten der bisher durchgeführten Studien bescheinigen der Lichttherapie eine gute Wirksamkeit gerade bei SAD. Eine gut kontrollierte Studie stellte beispielsweise die gleiche Wirksamkeit der Lichttherapie im Vergleich zur Gabe des Antidepressivums Fluoxetin fest. Es gibt sogar Hinweise darauf, dass eine Lichttherapie bei nicht saisonalen Störungen helfen kann, speziell bei älteren Patienten – im Übrigen auch beim so genannten prämenstruellen Syndrom (siehe Seite 40f.). Es gibt ebenfalls Hinweise darauf, dass der Effekt von Antidepressiva (Serotonin-Wiederaufnahmehemmern) durch eine begleitende Lichttherapie verstärkt werden kann.

Durchführung der Lichttherapie

Die Durchführung einer Lichttherapie ist denkbar einfach: Alles was man braucht, sind eine Lampe mit dem vollen Tageslichtspektrum und einer Lichtleistung von etwa 10.000 Lux sowie 30 Minuten bis drei Stunden Zeit pro Tag. Man setzt sich einfach – meist am Morgen – für die vom Arzt verordnete Zeit in einem Augenabstand zur Lampe von 90 Zentimeter direkt vor die Lampe, liest vielleicht nebenbei ein gutes Buch oder hört Radio. Ungefähr einmal pro Minute schaut man für kurze Zeit direkt in die Lampe. Das war's.

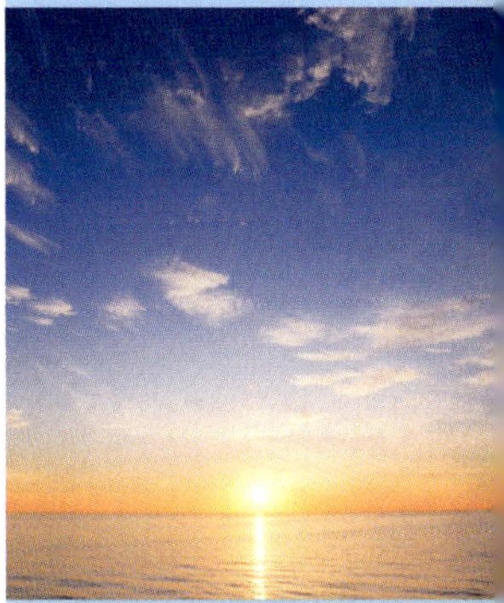

»Nichts Süßres gibt es, als der Sonne Licht zu schaun.« Friedrich Schiller, deutscher Dichter und Schriftsteller (1759 bis 1805).

»Die Sonne ist die Universalarznei aus der Himmelsapotheke.« August von Kotzebue, deutscher Dramatiker (1761 bis 1819).

Üblicherweise setzt die antidepressive Wirkung nach drei bis sieben Tagen ein. Geschieht dies nicht, sollte der Arzt ein Antidepressivum verschreiben, was natürlich auch dann erfolgt, wenn die Wirkung der Lichttherapie allein nicht ausreicht, um die Symptome zu beseitigen. Wenn überhaupt Nebenwirkungen auftreten, so handelt es sich um harmlose Kopfschmerzen, Augenbrennen, Reizbarkeit und in manchen Fällen ein deutlich gesteigerter Antrieb (Hypomanie); diese lassen sich oft schon durch eine Verringerung der täglichen Lichttherapiedauer vermeiden oder reduzieren. Auch Depressive, die z. B. unter Erkrankungen der Netzhaut im Auge oder anderen lichtempfindlichen Erkrankungen leiden, brauchen auf die heilsamen Wirkungen der Lichttherapie im Allgemeinen nicht zu verzichten. Sie sollten aber unter der Kontrolle des jeweiligen Facharztes bleiben.
Wir wollen hier nicht verschweigen, dass tägliche Spaziergänge in der Mittagszeit mit regelmäßigem Aufschauen in den – sogar Wolken verhangenen – Himmel wahrscheinlich eine ähnliche Wirkung haben, zudem billiger sind und gleichzeitig die körperliche Aktivität fördern. Wer die Lichttherapie dennoch unabhängig vom Tageslicht selbst in die Hand nehmen möchte, kann sich eine solche Lampe im Fachhandel kaufen – ab etwa 300 Euro.

Andere Methoden

Es gibt leider trotz allen Fortschritts in der Medizin immer wieder Fälle, in denen die herkömmlichen Methoden versagen oder zumindest nicht den erwünschten Erfolg bringen. Natürlich schaut man sich dann nach anderen Verfahren um, die vielleicht weniger gut geprüft sind, aber doch die Möglichkeit der Hilfe bieten. Das ist bei Depressionen nicht anders als bei anderen Erkrankungen: Wenn die etablierten Behandlungsmethoden nichts bringen, sucht man nach Alternativen. Solche Verfahren wollen wir trotz aller wissenschaftlichen Vorbehalte vorstellen.

Starthilfe für das Gehirn

Depressionen können auch als ein Symptom von so genannten posttraumatischen Belastungsstörungen (Posttraumatic Stress Disorder, PTSD) auftreten. Eine posttraumatische Belastungsstörung kann nach schweren seelischen Erschütterungen wie beispielsweise Vergewaltigungen, Kriegserlebnissen, Gewaltverbrechen oder auch Unfällen auftreten. Mögliche Symptome sind neben Depressionen vor allem Angstgefühle, Übererregbarkeit, Schlafstörungen und Albträume, Aggressivität, wiederkehrende Bilder der auslösenden Situation sowie die Unfähigkeit, darüber zu reden. Die Behandlung einer posttraumatischen Belastungsstörung umfasst Medikamente (z. B. das Antidepressivum Fluoxetin) sowie psychotherapeutische Verfahren. Im Rahmen einer Psychotherapie kann es auch sinnvoll sein, eine Methode einzusetzen, die Ende der 80er Jahre des vergangenen Jahrhunderts entwickelt wurde: EMDR. Das Kürzel steht für den englischen Begriff »Eye Movement Desensitization And Reprocessing«, zu deutsch etwa »Desensibilisierung und Wiederverarbeitung durch Augenbewegungen«. Um es aber ganz klar zu sagen: EMDR ist in der Depressionsbehandlung nicht üblich. Dieses und andere Verfahren können eventuell – frühzeitig bei einer posttraumatischen Belastung angewandt – späteren Depressionen vorbeugen, die als Folge der Belastungsstörung auftreten können.

Wenn die Verarbeitung nicht funktioniert

Situationen, die mit starken Emotionen einhergehen, werden in unserer linken Gehirnhälfte verarbeitet. Dort werden sie in einen größeren Zusammenhang von Erfahrungen gestellt und sprachlich fassbar gemacht. Dies geschieht nicht sofort in der Belastungssituation selbst, da in diesem Moment andere Funktionen wichtiger sind. Stellen Sie sich vor, Sie geraten beim Autofahren in eine brenzlige Situation. In dem Moment kommt es zu einer

»Lachen, Weinen, Lust und Schmerz sind Geschwisterkinder.« Johann Wolfgang von Goethe, deutscher Dichter (1749 bis 1832), war selbst depressionskrank.

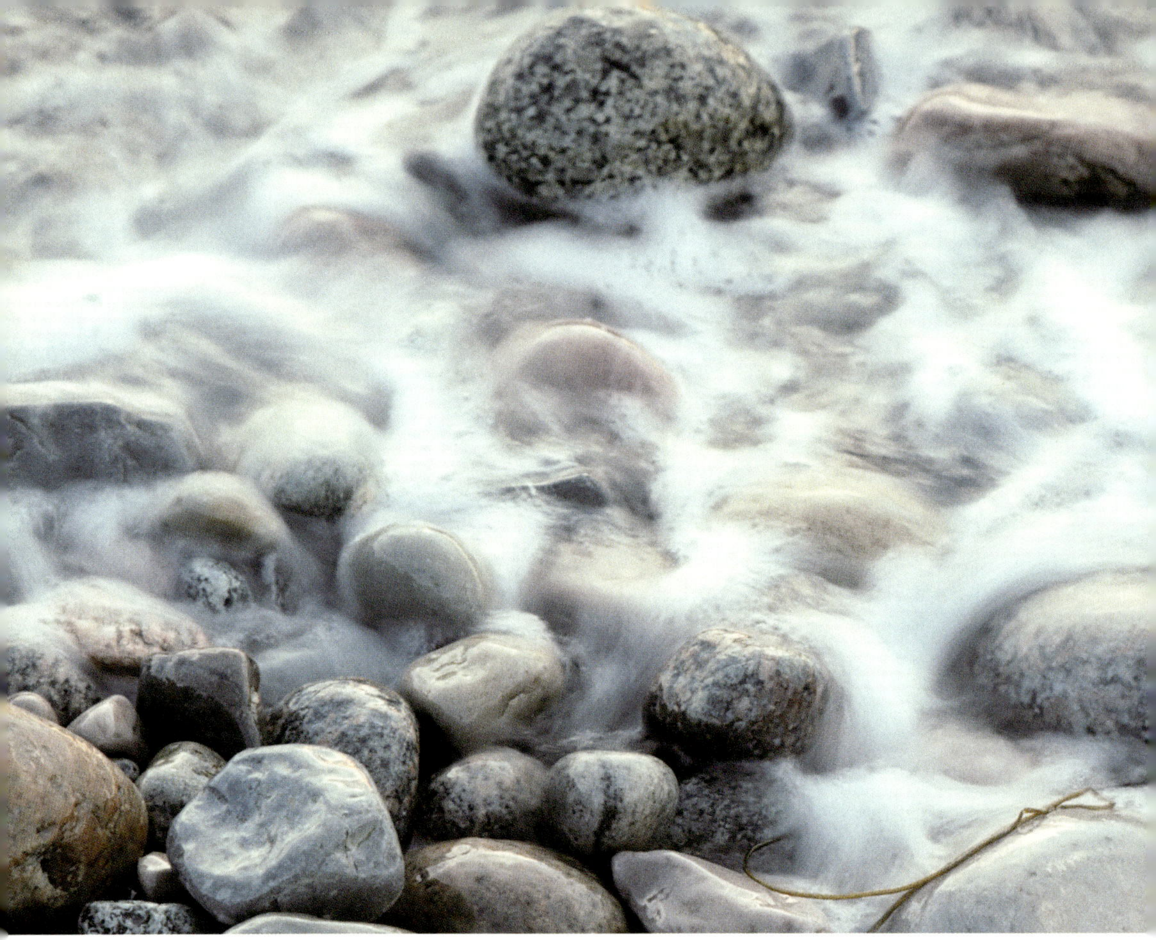

Stressreaktion: Alle Körpersysteme sind in Alarmbereitschaft, ganz so wie beim Urmenschen, der sich plötzlich einem wilden Tier gegenüber sah. Gleichzeitig wird auch das vernünftige, reflektierende Denken ausgeschaltet – sprich, Sie reagieren automatisch. Erst wenn Sie den drohenden Unfall abgewendet haben, wird Ihre linke Gehirnhälfte in die Verarbeitung einbezogen. Dann wird Ihnen klar, was soeben passiert ist. Und erst jetzt fangen Sie vielleicht an zu zittern, werden Ihnen die Knie weich. In der Situation selbst wäre dies verhängnisvoll, da es das angemessene schnelle Handeln verzögern oder sogar verhindern würde.

Bis zu diesem Zeitpunkt nun war die Information über den erschreckenden, angsteinflößenden Charakter der Situation in einem Teil des Gehirns zwischengespeichert, den man die Amygdala (Mandelkerne) nennt. Im Falle emotional unerträglicher Situationen – die letztlich zur posttraumatischen Belastungsstörung führen können – kann es geschehen, dass die Informationen aus den Amygdala nicht an die linke Gehirnhälfte zur Einordnung in einen größeren Zusammenhang weitergereicht werden. Sie bleiben dort sozusagen stecken. Die Folge ist, dass Betroffene zwar immer noch die Bilder der schrecklichen Situation im Kopf hat, nicht aber über sie reden können, da die Informationen dem Sprachzentrum nicht zur Verfügung stehen. Betroffene wissen dann zwar, dass die schreckliche Situation längst vorbei ist, aber sie können dies nicht empfinden, weil die Bearbeitung der emotionalen Informationen im Gehirn nicht erfolgt ist.

Während der REM-Phasen werden die Erlebnisse des Tages sortiert und in einen größeren Zusammenhang gestellt. Erst dann sind sie für das Tagesbewusstsein zugänglich und damit anwendbar.

Wir lernen im Traum

Es ist bekannt, dass im Schlaf wesentliche Prozesse bei der Verarbeitung von Tageserlebnissen ablaufen. Dies geschieht während der so genannten REM-Phasen im Schlaf, jenen Phasen, in denen wir besonders intensiv träumen. Diese Schlafphasen sind geprägt von schnellen Bewegungen unserer Augen, »Rapid Eye Movements« (siehe Seite 110). Experimente haben gezeigt, dass wir Gelerntes besonders gut in diesen Schlafphasen speichern, vor allem wenn das Gelernte mit Emotionen wie Freude oder auch Angst gekoppelt ist.

Ein Versuch hat Folgendes ergeben: Am Abend sollte eine Gruppe von Testpersonen ein Gedicht lernen. Ein Teil der Gruppe wurde nachts immer während der REM-Phasen geweckt, die anderen durften durchschlafen. Am nächsten Morgen hatten die »Ausgeschlafenen« das Erlernte weitaus besser im Kopf als die anderen.

Schnelle Augenbewegungen als Anstoß

Man vermutet, dass die schnellen Augenbewegungen während des REM-Schlafs wesentlich für diesen Verarbeitungsprozess

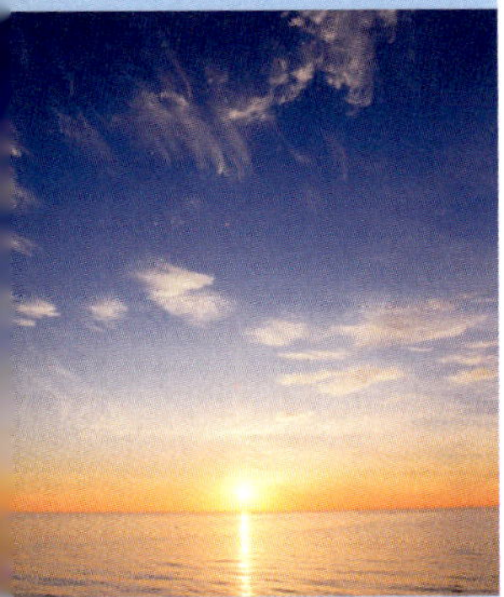

»Schlafen ist Verdauen der Sinneseindrücke. Träume sind Exkremente.« Novalis, eigentlich Georg Philipp Friedrich Leopold von Hardenberg, deutscher Dichter (1772 bis 1801).

sind. Genau dies macht sich die EMDR zunutze: Der Therapeut bittet den Patienten, mit den Augen seiner Hand zu folgen, die er schnell von links nach rechts und zurück bewegt. Diese schnellen Augenbewegungen sollen dazu führen, dass die »feststeckenden« erschreckenden Emotionen der linken Gehirnhälfte verfügbar gemacht und so im Therapiegespräch bearbeitbar werden.
Zu diesem Thema gibt es viele Untersuchungen. Metastudien kommen zu dem Ergebnis, dass EMDR durchaus wirksam und hilfreich sein kann bei der Behandlung posttraumatischer Belastungsstörungen. In ihren Leitlinien zur Behandlung dieser Belastungsstörungen folgert die American Psychiatric Association (APA), dass die EMDR »besser ist als keine Behandlung oder (rein) unterstützende Beratung und gleich wirksam sein kann wie eine kognitive Verhaltenstherapie und andere Techniken, in denen der Patient mit dem Geschehnis konfrontiert wird«.

Kein Allheilmittel!

Die EMDR ist kein Allheilmittel, zumal posttraumatische Belastungsstörungen im Vergleich zu normalen Depressionen und anderen affektiven Störungen selten sind. Sinnvoll ist ihr Einsatz nur dann, wenn die Symptome durch ein oder auch mehrere emotional stark belastende Erlebnisse ausgelöst wurden. Die Therapieform gehört außerdem in die Hände eines erfahrenen Therapeuten, denn die Verarbeitung einer Belastungssituation, die plötzlich mit Macht in das Bewusstsein dringt, muss selbstverständlich fachlich aufgefangen werden.

Heilsame Magnetfelder

Eine weitere Methode, die sich jedoch noch in der Entwicklung befindet und nur in den USA verfügbar ist, ist die so genannte »Transkraniale Magnetische Stimulation« (Transcranial Magnetic Stimulation, kurz TMS). Die Idee, magnetische Felder zur Behandlung von Depressionen zu benutzen, ist nicht neu und wurde bereits im Jahre 1902 geäußert. Doch bis Mitte der 80er Jahre des 20. Jahrhunderts waren die künstlich zu erzeugenden Magnetfelder zu schwach, um auf das Gehirn einwirken zu können. Seither hat sich eine Menge getan.

Wie mit einer Handbrause

Mittlerweile gibt es eine Reihe von technischen Neuerungen, die Studien mit TMS und deren heilsame Anwendung bei Depressionen ermöglichen. In einer Untersuchung aus dem Jahre 1996 wurden 17 depressive Patienten pro Monat für jeweils eine Woche etwa 15 Minuten mit einem mit zehn Hertz schwingenden Magnetfeld an bestimmten ausgewählten Schädelregionen behandelt. Es zeigte sich eine deutliche Besserung der Symptome. Eine neuere Studie an 30 depressiven Patienten, von denen zehn nur scheinbar behandelt wurden (Placebo) und 20 tatsächlich TMS bekamen, ergab bei neun der 20 tatsächlich mit TMS behandelten Patienten tatsächlich eine deutliche Besserung. Aus der Placebogruppe war dies bei keinem einzigen der Fall. Es gibt weitere Untersuchungen, von denen einige keine oder eine geringere Wirksamkeit ergeben haben. Dies erklärt sich jedoch möglicherweise aus der gewählten Stärke des Magnetfeldes, der Entfernung zum Kopf, der Dauer der Anwendung sowie der Wahl der Gehirnregion.

Den bisherigen Erfahrungen nach wirkt auch die TMS nicht sofort, sondern erst nach etwa zwei Wochen. Wie diese Wirkung genau zustande kommt, ist ebenfalls noch nicht geklärt. Die Anwendung jedoch ist denkbar einfach: Der Behandler hält dem Patienten ein Gerät in Form einer Handbrause an den Kopf, dass das Magnetfeld erzeugt. Doch wie gesagt: Das Verfahren ist zur Zeit hierzulande noch nicht verfügbar und auch in den USA noch im Versuchsstadium.

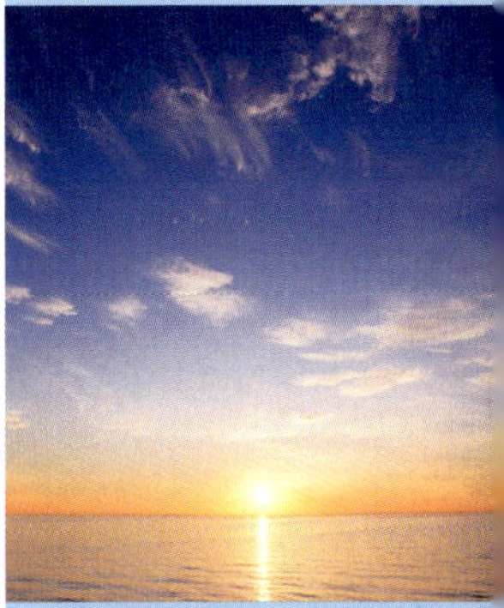

»Das Geheimnis der Medizin besteht darin, den Patienten abzulenken, während die Natur sich selbst hilft.« Voltaire, französischer Schriftsteller und Philosoph (1694 bis 1778).

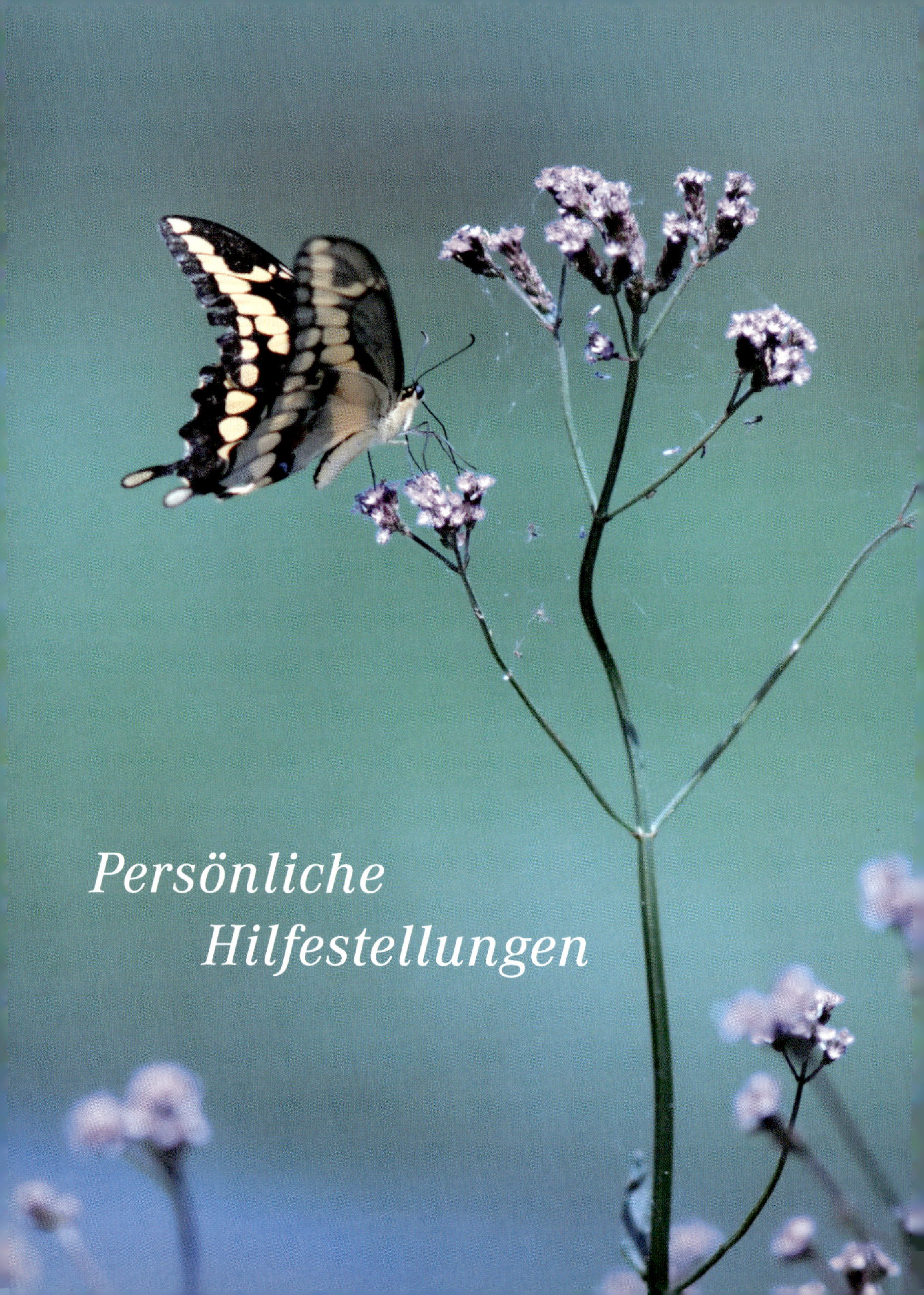
Persönliche
Hilfestellungen

Bedenken Sie immer: Eine Depression ist eine Erkrankung, die bei dem Betroffenen zu für das Umfeld negativen Reaktionen führen kann. Die mögliche Passivität, Lieblosigkeit oder Teilnahmslosigkeit hat nichts mit dessen tatsächlichem Gefühls- und Seelenhaushalt zu tun - er kann nur gar nicht anders.

Was Sie noch wissen sollten

Der Umgang des Lebenspartners und anderer Angehöriger mit einem Depressionskranken ist alles andere als einfach. Das Grundproblem ist, dass sie nicht wirklich verstehen können, wie es in dem Kranken aussieht. Vor allem, wenn die Depression erstmalig auftritt, lässt sich das Verhalten des Depressionskranken leicht missverstehen. So ist es eine normale Reaktion, wenn Sie als Angehöriger dem Kranken vermehrt Zuwendung entgegenbringen – schließlich bemerken Sie ja, dass es ihm nicht gut geht.

Problematisch wird es aber, wenn der Kranke nicht so reagiert, wie man es erwartet, wenn er sich zurückzieht und die Zuwendung nicht annimmt oder sogar ignoriert. Dies lässt sich leicht missverstehen als Missachtung, vielleicht sogar Lieblosigkeit. Mit beidem hat dieses Verhalten aber rein gar nichts zu tun: Dieses Zurückziehen – auch vom Partner oder Familienangehörigen – liegt in der Natur der Erkrankung selbst. Wer darauf mit Ärger reagiert, wer ihm vorwirft, er wolle einfach keine Nähe, wolle keine gemeinsamen Unternehmungen mehr machen, wolle keine Aufgaben mehr übernehmen, tut dem Kranken Unrecht: Sein Verhalten hat mit Nichtwollen nichts zu tun – er kann einfach nicht anders.

Niemand würde auf die Idee kommen, einem Gehbehinderten vorzuwerfen, er wolle wohl nicht laufen, sonst täte er es ja. In diesem Fall weiß jeder, dass er nicht kann, auch wenn er noch so

»Wer nicht kann, was er will, muss das wollen, was er kann. Denn das zu wollen, was er nicht kann, wäre töricht.« Leonardo da Vinci, italienischer Maler, Bildhauer und Universalgelehrter (1452 bis 1519).

gern wollte. Bei der Depression verhält es sich ebenso – nur dass die Symptomatik eben weniger offensichtlich ist. Daher möchten wir Ihnen in diesem Kapitel einige Dinge und Verhaltensweisen ans Herz legen, die Sie im Umgang mit einem Depressionskranken bedenken sollten. Zunächst einmal ist es natürlich wichtig, sich über die Erkrankung zu informieren. Wenn Sie das Buch von Anfang an bis hierher gelesen haben, haben Sie sich bereits ein fundiertes Wissen angeeignet. Dem nebenstehenden Kasten können Sie entnehmen, dass Sie keineswegs allein dastehen, dass es viele Menschen gibt wie Sie, die sich dem Problem »Depression« stellen müssen.

Nicht zuwenig, aber auch nicht zuviel

Selbstverständlich ist es wichtig, dass Sie den Kranken Ihre Zuwendung und Ihr Verständnis spüren lassen, dass Sie ihm helfen und ihn nach Kräften unterstützen. Würden Sie ihn in dieser Situation alleine lassen, aggressiv reagieren oder sich von seiner Gemütslage »anstecken« lassen, so würde dies seine Situation wahrscheinlich nur verschlimmern.
Doch man kann auch zuviel des Guten tun. Wenn Sie ihm in der Depression alles versuchen abzunehmen, ihn mit Überfürsorglichkeit einengen, ihn ständig versuchen aufzuheitern und »überfröhliches Theater« vorspielen, so hilft ihm das keineswegs, sondern behindert nur seine Gesundung. Denn eine Eigenheit der Krankheit ist ja gerade die Antriebsarmut, die durch solche Verhaltensformen nur gefördert wird. Sie sollten den Depressionskranken vielmehr zu Aktivitäten (auch und gerade gemeinsamen) auffordern, ihn dabei aber weder über- noch unterfordern. Wichtig ist außerdem, dass Sie ihm positive Verstärkung, das heißt Bestätigung, zuteil werden lassen, wenn der Kranke ein nichtdepressives Verhalten zeigt. Der erste Schritt ist aber

häufig der wichtigste, so auch in diesem Fall. Angehörige müssen zunächst verstehen, was es bedeutet depressiv zu sein und dieses Verständnis dem Erkrankten auch vermitteln können.

»Wo aber Gefahr ist, wächst das Rettende auch.«
Friedrich Hölderlin, deutscher Dichter (1770 bis 1843).

Depressionen sind häufig und gefährlich

Untersuchungen haben gezeigt, dass während eines Jahres acht bis 15 Prozent der erwachsenen Deutschen irgendwann innerhalb dieser zwölf Monate unter einer Form von Depression leiden – das sind also etwa sechs Millionen Menschen.

Auf die gesamte Lebensspanne berechnet sind es etwa vierzehn Prozent der erwachsenen Bevölkerung, die einmal in ihrem Leben unter Depressionen leiden, also ganze zehn Millionen Betroffene. Die Zahl von sechs Millionen Erkrankten in einem Jahr (die so genannte 12-Monats-Prävalenz) enthält sowohl die in diesem Jahr neu Erkrankten als auch die bereits seit längerem unter Depressionen Leidenden.

Es existieren noch weitere Zahlen über die pro Jahr neu Betroffenen: Unter Männern 130 bis 200 Neuerkrankungen pro 100.000 Einwohner und Jahr, unter Frauen 320 bis 500 Neuerkrankungen – also gut doppelt so viele wie Männer. In absoluten Zahlen wären das auf die erwachsene Bevölkerung (ab 15 Jahre) gerechnet rund 440.000 bis 680.000 Männer und 1,15 bis 1,8 Millionen Frauen pro Jahr. Einer der Gründe für dieses Ungleichgewicht der Geschlechter ist vermutlich, dass Männer leichte depressive Symptome öfter mit Alkohol »behandeln« und dies nicht selten zu einer Abhängigkeitsstörung führt. Als solche taucht sie dann auch in der Statistik auf – obwohl es sich eigentlich um eine Depression handelt.

Schätzungen zufolge nehmen sich drei bis vier Prozent der Erkrankten im weiteren Verlauf der Depression das Leben. Von den insgesamt 11.163 Selbsttötungen im Jahre 2002 (davon 3.057 Frauen und 8.106 Männer) gingen etwa 7.000 auf das Konto einer depressiven Erkrankung. Obgleich also Depressionen unter Frauen häufiger auftreten, reagieren Männer auf die Krankheit offenbar rigider: Sie wählen oft »harte« und finale Methoden wie Erhängen, die dann auch häufiger zum Tode führen als »weichere« Methoden wie die Überdosierung von Beruhigungsmitteln, die eher von Frauen gewählt werden.

»Die Freude flieht auf allen Wegen – der Ärger kommt uns gern entgegen.« Wilhelm Busch, deutscher Zeichner und Dichter (1832 bis 1908).

Auf sich selbst achten

Es kann leicht passieren, dass man sich als Angehöriger eines Depressionskranken selbst überfordert, indem man beispielsweise Frustrationen oder Ärger über den Kranken bei sich nicht zulässt. Solche Reaktionen sind völlig normal, und man sollte sie auch als solche akzeptieren. Selbstverständlich sollte man dies möglichst nicht den Kranken spüren lassen, auch wenn sich dies freilich nicht immer verhindern lässt. Ein Weg damit umzugehen ist, sich mit anderen über seine Gefühle und Gedanken auszutauschen. Ein gutes Forum sind hier Angehörigen-Selbsthilfegruppen, da man hier kein Blatt vor den Mund nehmen muss: Die anderen haben schließlich ähnliche Erfahrungen gemacht und können nützliche Ratschläge bieten. Im Anhang finden Sie Adressen von Anlaufstellen (siehe Seite 139ff.).

Die Gefahr einer Selbsttötung erkennen

Es sterben also jährlich in Deutschland etwa 7.000 depressive Menschen durch Selbsttötung (Suizid). Depression – in der unipolaren (nur Depression) und in der bipolaren (manisch-depressiv) Verlaufsform – kann man also als lebensgefährliche Erkrankung werten. Angehörigen, Ärzten und Therapeuten kommt damit die Rolle zu, Suizidgedanken bzw. -planungen zu erkennen und angemessen darauf zu reagieren. Das hervorstechendste Merkmal, an dem sich ein möglicher Suizidversuch ablesen lässt, ist das Äußern von Hoffnungslosigkeit: Je tiefer diese Hoffnungslosigkeit empfunden wird, desto größer die Wahrscheinlichkeit des Suizids. Sätze wie »Ich bin doch nur eine Last. Besser wäre es, wenn ich gar nicht mehr da wäre«, »das Beste wäre einzuschlafen und nicht mehr aufzuwachen«, oder auch direkt »wenn das nicht besser wird, bringe ich mich um« sollten alle Alarmglocken schrillen lassen. Selbst dann, wenn der Kranke das Gesagte danach wieder bagatellisiert, z. B. mit »Ach, das habe ich nur so dahingesagt. Das musst du nicht so ernst nehmen«.

Untersuchungen haben gezeigt, dass es einige Risikofaktoren bzw. Auslöser gibt, die man als Angehöriger kennen sollte. Ein Suizid ist wahrscheinlicher, wenn:

- Die depressive Erkrankung gerade begonnen hat.
- Es sich nicht um die erste depressive Episode handelt, der Kranke also annimmt, dass sich so etwas immer wiederholen wird.
- Bereits zuvor ein Suizidversuch unternommen wurde.
- Der Depressionskranke vor der Erkrankung ein sehr hohes Niveau erreicht hatte (hohe gesellschaftliche Anerkennung, hoher Verdienst, hohe Stellung etc.), die er nun durch seine Erkrankung gefährdet oder zerstört sieht.
- Der Gesundheitszustand auch aus anderen Gründen schlecht ist.
- Starke Schlafstörungen auftreten.
- Eine Alkohol- bzw. Drogenabhängigkeit hinzukommen.
- Das soziale Netz – Angehörige, Freunde, Bekannte – zu weitmaschig ist, dass der Kranke also zu wenig soziale Kontakte hat.
- Der Depressionskranke ein Mann ist.
- Der Kranke in fortgeschrittenem Alter ist.
- Wahnsymptome wie nicht angemessene Schuldzuschreibungen oder ähnliches zur Symptomatik gehören.
- Suizide oder Suizidversuche in der Familie oder im sozialen Umfeld vorgekommen sind.

»Die größte Nachsicht mit einem Menschen entspringt aus der Verzweiflung an ihm.« Marie von Ebner-Eschenbach, österreichische Erzählerin (1830 bis 1916).

Was kann ich konkret tun?

Wenn man als Angehöriger Hinweise auf eine mögliche Suizidgefährdung feststellt, so ist es nicht für jeden einfach, damit umzugehen. Dennoch ist es in einer solchen Situation zwingend erforderlich, sofort aktiv zu werden. Das Wichtigste ist es, mit dem Betroffenen auf einfühlsame Weise, aber direkt über das Thema zu sprechen. Wenn der Depressionskranke das Thema nicht von

»Das Meisterstück eines Menschen, auf das er besonders stolz sein kann, ist, sinnvoll zu leben: Alles Übrige – wie regieren, Schätze sammeln, Bauten errichten – sind Nebensachen.« Michel de Montaigne, französischer Philosoph, Schriftsteller und Politiker (1533 bis 1592).

sich aus anschneidet, sollte man dies als Angehöriger aber besser dem Arzt oder Psychiater überlassen. Und zwar aus zwei Gründen: Zum einen hat der Fachmann natürlich mehr Erfahrung mit solchen Gesprächen und kann sie deshalb objektiver und weniger gefühlsbelastet führen. Zum anderen könnte es im Angehörigen Schuldgefühle hervorrufen, wenn der Betroffene sich dennoch das Leben nimmt. Grundsätzlich sollte ein solches Gespräch aber klären:

- Ob der Betroffene tatsächlich den Wunsch hat zu sterben; ob ihm die Endgültigkeit dieses Gedankens bewusst ist.
- Wie er sich dies vorstellt, das heißt ob der Todeswunsch eine abstrakte Vorstellung ist, wie sich sein Leiden beenden ließe oder ob er konkrete Vorstellungen einer Selbsttötung hat.
- Ob ihn der Wunsch ab und zu mit Macht überfällt oder ob er in der Lage ist, den latenten Wunsch zu kontrollieren.
- Ob der Todesgedanke zum ersten Mal in seinem Leben aufgetaucht ist, und wenn dies nicht der Fall ist, wie er sonst damit umgegangen ist.
- Ob es für ihn Menschen, Dinge und/oder Situationen gibt, die ihn noch im Leben halten, wegen derer er diesen Schritt nicht vollziehen würde.
- Wie er sich die Zukunft vorstellen kann, ob er Pläne für die Zeit nach der depressiven Krise hat.

Falls der Kranke noch nicht in Behandlung ist, sollten Sie ihn unbedingt zum Aufsuchen eines Arztes bewegen bzw. den behandelnden Arzt informieren. Dieser kann zusätzlich zum ärztlichen Gespräch anhand eines Fragenkatalogs wie z. B. der so genannten Hamilton-Depression-Rating-Skala (HDRS) nach einem Gespräch mit dem Patienten beurteilen, wie ernst die Lage ist und entsprechende Maßnahmen ergreifen. Ein erfahrener Arzt wird den Ernst der Lage allerdings in der Regel auch ohne Fragebogen erkennen. Die erste Maßnahme des Mediziners kann natürlich das Verschreiben von Medikamenten sein. Es kann aber auch eine Einweisung in eine psychiatrische Klinik sein. Darüber hinaus kann es unter Umständen wichtig sein, dass Sie als Angehöriger zur Unterstützung weitere Bezugspersonen (Familienmitglieder, Freunde, gute Bekannte) heranziehen. Es kann nämlich für den Kranken positiv sein, einfach nur mal wieder Kontakt zu ihm wichtigen Menschen zu bekommen, um zu erfahren wofür es sich zu leben lohnt. Es kann aber auch genau das Gegenteil der Fall sein: dass es für den Betroffenen besser wäre, einmal für einige Tage zur Ruhe zu kommen und Abstand zur Familie, zum Partner etc. gewinnen zu können. Dies ist von verschiedenen Faktoren abhängig und lässt sich nicht als Regel formulieren.

Kein Grund für Schuldgefühle

Nicht immer gelingt es Angehörigen, Ärzten und Therapeuten, die Selbsttötung zu verhindern – wie die Zahlen beweisen. Der Kranke ist ein denkender und selbstständig handelnder Mensch, auch wenn seine Wahrnehmung der Situation nicht mit einer objektiven Betrachtungsweise übereinstimmt. Insbesondere dann, wenn der Depressionskranke nichts von seinen Suizidgedanken äußert, werden Angehörige möglicherweise plötzlich mit dem unerwarteten Tod konfrontiert.

Doch auch, wenn Anzeichen bestanden und diese möglicherweise nicht richtig gedeutet wurden, wären Schuldzuweisungen der falsche Weg, damit umzugehen. In einem solchen Falle wäre es wünschenswert, wenn sich Angehörige und Ärzte bzw. Therapeuten zum Gespräch an einen Tisch setzen würden und gemeinsam über den erlittenen Verlust trauerten – ohne sich gegenseitig Vorhaltungen zu machen.

Wenn ein Depressionskranker den festen Entschluss gefasst hat seinem Leben ein Ende zu setzen und alle Beteiligten versucht haben, dies zu verhindern, muss und sollte sich niemand Vorwürfe machen.

»Schicksal ist das, was so ist, wie es ist, ohne dass man sagen könnte warum, und das woran alle Klugheit und Überlegung menschlicher Handlungen nichts ändern kann.« Lü Bu We, chinesischer Kaufmann, Politiker und Philosoph (ca. 300 v. Chr. bis ca. 235 v. Chr.).

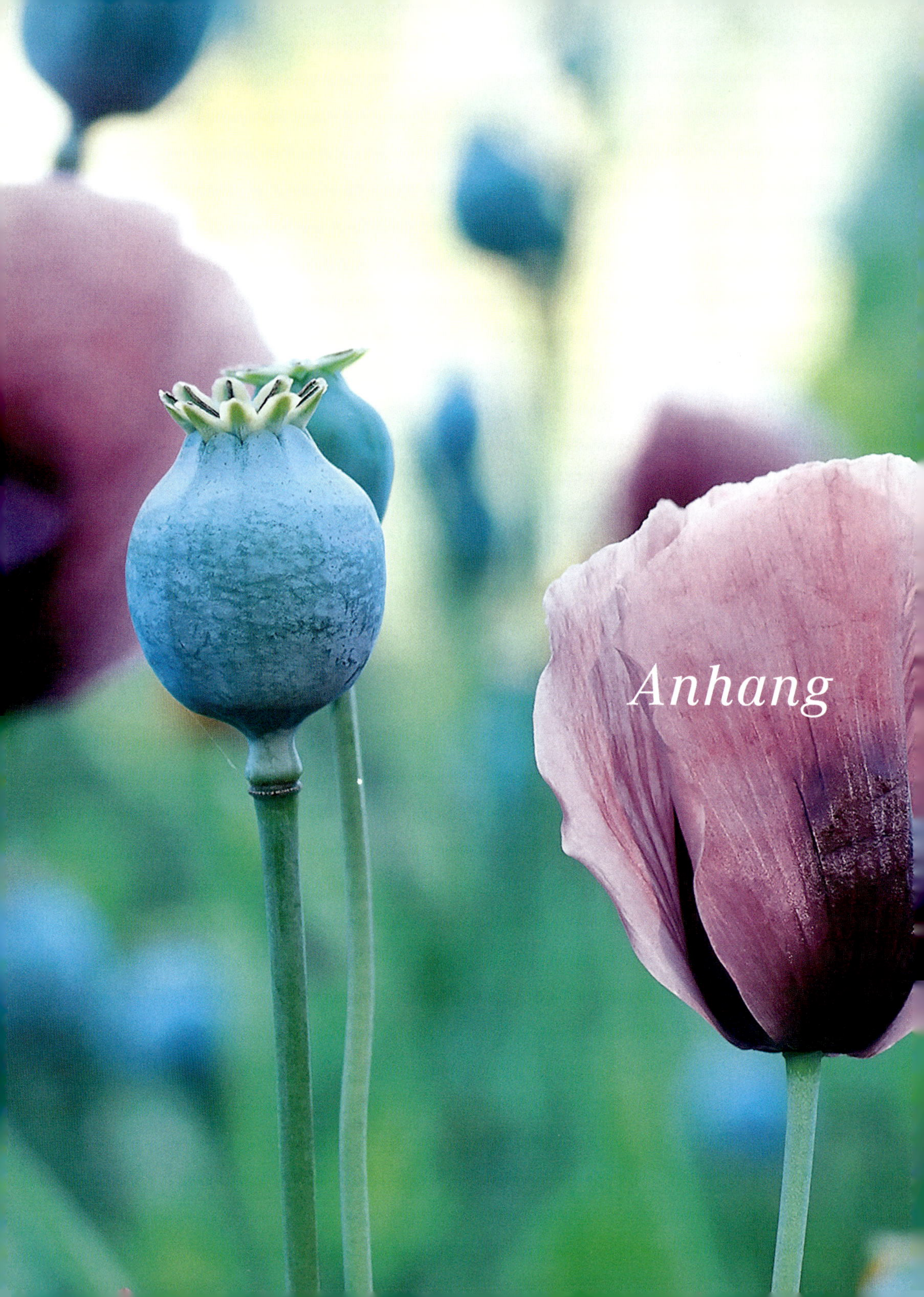
Anhang

Wirkstoffe und Medikamente

Wirkstoffe, die in verschiedenen Medikamenten enthalten sind und die potenziell eine affektive Störung auslösen können

- Antibiotika und Mittel gegen Pilzinfektionen (Ampicillin, Clotrimazol, Cycloserin, Dapson, Griseofulvin, Gyrasehemmer, Isoniazid, Metronidazol, Nalidixinsäure, Nitrofurantoin, Sulfonamide, Streptomycin, Tetrazykline)
- Schmerzmittel und Entzündungshemmer (Ibuprofen, Indometacin, Phenacetin, Opiate, Pentazocin)
- Mittel gegen Bluthochdruck, Herzrhythmusstörungen und Herzmittel (Clonidin, Digitalis, Disopyramid, Guanethidin, Hydralazin, Lidocain, Alpha-Methyldopa, Metoprolol, Oxprenolol, Prazosin, Propanolol, Reserpin)
- Epilepsie-Medikamente (so genannte »Antikonvulsiva«: Carbamazepin, Phenytoin, Benzodiazepine)
- Mittel gegen die Parkinson-Krankheit (Amantadin, Bromocriptin, Levodopa)
- Medikamente, die den Parasympathikus des unwillkürlichen Nervensystems stärken – etwa bei Blasenschwäche oder erhöhtem Augeninnendruck (Physostigmin, Takrin)
- Hormone und hormonähnliche Substanzen (z. B. Cortison, Danazol, Norethisteron, orale Empfängnisverhütungsmittel, Prednison)
- Neuroleptika, das heißt Medikamente, die z. B. bei bestimmten psychiatrischen Erkrankungen eingesetzt werden (Chlorpromazin, Phenothiazine, Butyrophenone)
- Mittel (so genannte Zytostatika), die zu einer verringerten Zellteilung führen und oft bei Krebs eingesetzt werden (6-Azauridin, Bleomycin, C-Asparaginase, Cyclophosphamid, Mithramycin, Trimethoprim, Vincristin, Vinblastin, Zidovudin)
- Weitere Medikamente mit diversen Zielwirkungen (Baclofen, Cimetidin, Disulfiram, Interferone, Lysergid, Metoclopramid, Methysergid, Pizotifen, Roaccutan, Salbutamol, Tetrabenazine)

Paradoxerweise befinden sich hierunter auch Medikamente, die bei anderen Patienten wiederum gegen depressive Symptome helfen können, wie Epilepsie-Medikamente, die inzwischen sehr oft bei bipolaren Verläufen eingesetzt werden, und Amantadin. Dies verdeutlicht die Komplexität der Ursachen und Behandlungsmöglichkeiten depressiver Störungen und die absolute Notwendigkeit einer genauen und differenzierten Untersuchung durch einen kompetenten Arzt.

Mögliche Nebenwirkungen von Tri- und Tetrazyklika

Die folgende Aufzählung von Nebenwirkungen ist nicht vollständig. Wir ersparen Ihnen hier jene Medikamente, die selten, sehr selten oder sogar nur in spezifischen Einzelfällen auftauchen. Die im Folgenden genannten Nebenwirkungen hängen vom jeweiligen Medikament ab – je nachdem, welche Rezeptoren beeinflusst werden.

Grundsätzlich wichtig ist es, dass man als Patient auf mögliche Nebenwirkungen achtet und sie dem Arzt mitteilt, keinesfalls aber einfach das Medikament absetzt.

Möglich sind also Überempfindlichkeitsreaktionen wie:

Hautausschläge; Muskelzittern; Sedierung (Dämpfung); Schwindel, Kopfschmerzen, Unruhe, Schlafstörungen, Verwirrtheit; Störungen der Augen-Scharfstellung (Nahsicht, Fernsicht); Einschränkung des Tränenflusses (Wichtig für Kontaktlinsenträger); Appetitsteigerung, Mundtrockenheit, Störungen des Magen-Darm-Trakts (z. B. Übelkeit, Erbrechen), Verstopfung; Störungen der Erregungsleitung des Herzens, Mangeldurchblutung des Herzmuskels bzw. Verstärkung einer bestehenden Mangeldurchblutung (Herzinsuffizienz); Störungen der Blutdruckregulierung, Steigerung der Herzfrequenz (Tachykardie); Störungen der Harnblasenentleerung (Miktionsstörungen); Unruhe, Angst, Schweißausbrüche, Übelkeit, Erbrechen, Durchfall.

Häufig verwendete Medikamente

Übersicht der am häufigsten verwendeten Antidepressiva

(nach Wolfersdorf, 2004 und * anderen Quellen)

Wirkstoff bzw. -Gruppe	Übliche Tagesdosis (in Milligramm)
Trizylische Antidepressiva (TZA)	
Amitriptylin	75 – 225
Amitriptylinoxid	60 – 180
Clomipramin	75 – 225
Doxepin	100–300
Lofepramin	70 – 210
Nortriptylin	75 – 225
Trimipramin	100 – 300
Tetrazyklische Antidepressiva (TEZA)	
Maprotilin	75 – 225
Mianserin	30 – 180
Selektive Serotonin-Wiederaufnahmehemmer (SSRI)	
Fluvoxamin	100 – 300
Fluoxetin	20 – 40
Paroxetin	20 – 40
Citalopram	20 – 40
Sertralin	50 – 200
Andere neuartige Antidepressiva	
Venlafaxin	75 – 150
Nefazodon	200 – 400
Mirtazapin	15 – 90
Reboxetin	4 – 10
Reversible MAO-A-Hemmer Moclobemid	300 – 600

Beruhigende und Angst lösende Medikamente

Wirkstoff bzw. -Gruppe	Hauptwirkung
Benzodiazepine	
Alprazolam	beruhigend/Angst lösend
Bromazepam	beruhigend/Angst lösend
Chlordiazepoxid	beruhigend/Angst lösend
Clobazam	beruhigend/Angst lösend
Diazepam	beruhigend/Angst lösend
Flunitrazepam	beruhigend/Schlaf anstoßend
Flurazepam	beruhigend/Schlaf anstoßend
Nitrazepam	beruhigend/Schlaf anstoßend
Lorazepam	beruhigend/Angst lösend
Oxazepam	beruhigend/Schlaf anstoßend
Tetrazepam	muskelentspannend
Nicht-Benzodiazepine	
Baldrian	beruhigend/Angst lösend
Buspiron	beruhigend/Angst lösend
Chloralhydrat	schlafanstoßend
Opipramol	beruhigend/Angst lösend
Zolpidem	schlafanstoßend
Zopiclon	schlafanstoßend
Zaleplon	schlafanstoßend

Neuere (atypische) Neuroleptika

Wirkstoff bzw. -Gruppe	Übliche Tagesdosis (in Milligramm)
Amisulprid	400 – 800*
Aripiprazol	15 – 30
Clozapin	75 – 600*
Olanzapin	5 – 20*
Quetiapin	100 – 400*
Risperidon	2 – 10*
Ziprasidon	80 – 160
Zotepin	50 – 400

Hier finden Betroffene und Angehörige Hilfe

Beratungsstelle NEUhland
Nikolsburger Platz 6
10717 Berlin-Wilmersdorf
Tel.: 0 30 / 8 73 01 11 • Fax: 0 30 / 8 73 42 15
Internet: www.neuhland.de

Aktion Psychisch Kranke (APK)
Brungsgasse 4-6, 53117 Bonn
Tel.: 02 28 / 67 67 40 / 41 • Fax: 02 28 / 67 67 42
E-Mail: apk@psychiatrie.de

Dachverband Gemeindepsychiatrie
Thomas-Mann-Straße 49a, 53111 Bonn
Tel.: 02 28 / 69 17 59 • Fax: 02 28 / 65 80 63
E-Mail: dachverband@psychiatrie.de

Deutsche Gesellschaft für Soziale Psychiatrie (DGSP)
Zeltinger Straße 9, 50969 Köln
Tel.: 02 21 / 51 10 02 • Fax: 02 218 / 52 99 03
E-Mail: dgsp@psychiatrie.de

Familien-Selbsthilfe/Bundesverband der Angehörigen psychisch Kranker (BApK)
Am Michaelshof 4b
53117 Bonn
Tel.: 02 28 / 63 26 46 • Fax: 02 28 / 65 80 63
E-Mail: bapk@psychiatrie.de

Psychiatrie-Verlag
Thomas-Mann-Straße 49a
53111 Bonn
Tel.: 02 28 / 7 25 34-0 • Fax: 02 28 / 7 25 34-22
E-Mail: verlag@psychiatrie.de

Emotions Anonymous (EA)
Katzbachstraße 33
10965 Berlin
Tel.:0 30 / 7 86 79 84 • Fax: 0 30 / 78 89 61 78
E-Mail: info@emotionsanonymous.de
Internet: www.emotionsanonymous.de

Horizonte e.V. – Verein zur Förderung affektiv Erkrankter
c/o BKH Haar
Dr. Dr. A. Hütz
Postfach 11 11
85529 Haar
Tel.: 07 00 / 55 22 88 22 (Beratungs-Hotline für Betroffene)
E-Mail: webmaster@verein-horizonte.de
Internet: www.verein-horizonte.de

Schatten & Licht – Krise nach der Geburt e.V.
Sabine Surholt
Obere Weinbergstraße 3
86465 Welden
Tel.: 0 82 93 / 96 58 64 • Fax: 0 82 93 / 96 58 68
E-Mail: sabine.surholt@t-online.de
Internet: www.schatten-und-licht.de

Kompetenznetz Depression
Internet: www.kompetenznetz-depression.de

Bundesverband deutscher Psychologen und Psychologinnen e.V.
Glinkastraße 5-7
10117 Berlin
Tel.: 0 30/2 09 14 90 • Fax: 0 30/20 91 49 66
E-Mail: info@bdp-verband.org
Internet: www.bdp-verband.de

Deutsche Gesellschaft der Kinder- und Jugendpsychiatrie (DGKJP)
Geschäftsstelle der DGKJP
Frau Anita Dehnert
c/o Klinik für Kinder- und Jugendpsychiatrie und -psychotherapie
Hans-Sachs-Straße 6
35039 Marburg
Tel.: 0 64 21 / 2 86 62 58 • Fax: 0 64 21 / 2 86 89 75
E-Mail: geschaeftsstelle@dgkjp.de
Internet: www.dgkjp.de

Deutsche Gesellschaft für Psychiatrie, Psychotherapie und Nervenheilkunde (DGPPN)
c/o Klinik für Psychiatrie und Psychotherapie der Universität zu Lübeck
UKSH, Campus Lübeck
Ratzeburger Allee 160
23538 Lübeck
Tel.: 04 51 / 5 00 24 41 • Fax: 04 51 / 5 00 26 03
E-Mail: dgppn@uni-luebeck.de

Deutsche Gesellschaft für Psychoanalyse, Psychotherapie, Psychosomatik und Tiefenpsychologie (DGPT) e.V.
Johannisbollwerk 20
20459 Hamburg
Tel.: 0 40 / 3 19 26 19 • Fax: 0 40 / 3 19 43 00
E-Mail: psa@dgpt.de • Internet: www.dgpt.de

Deutsche Gesellschaft für Verhaltenstherapie e.V.
Neckarhalde 55
72070 Tübingen
Tel.: 0 70 71 / 9 43 40 • Fax: 0 70 71 / 94 34 35
E-Mail: dgvt@dgvt.de • Internet: www.dgvt.de

Deutscher Verband für Gesundheitssport und Sporttherapie (DVGS) e. V.
Vogelsanger Weg 48
50354 Hürth-Efferen
Tel.: 0 22 33 / 6 50 17 oder 6 50 18
Fax: 0 22 33 / 6 45 61
E-Mail: Dvgs@DVGS.de • Internet: www.dgvs.de

Deutsche Gesellschaft für Systemische Therapie und Familientherapie (DGSF)
Geschäftsstelle
Pohlmanstraße 13
50735 Köln
Tel.: 02 21 / 61 31 33 • Fax: 02 21 / 9 77 21 94
E-Mail: info@dgsf.org • Internet: www.dgsf.org

Gesellschaft für wissenschaftliche Gesprächspsychotherapie (GwG)
Bundesgeschäftsstelle
Tel.: 02 21 / 92 59 08-0 • Fax: 02 21 / 95 12 76
E-Mail: gwg@gwg-ev.org
Internet: www.gwg-ev.org

EMDR-Institut Deutschland
Dr. Arne Hofmann
Junkersgut 5a
51427 Bergisch Gladbach
Tel.: 0 22 04 / 2 58 66 • Fax: 0 22 04 / 96 31 82
E-Mail: info@emdr-institut.de
Internet: www.emdr-institut.de

Weiterführende Literatur

- Servan-Schreiber, David: Die neue Medizin der Emotionen, Kunstmann Verlag, München 2004
- Wormer, Eberhard: Bipolar – Leben mit extremen Emotionen, Knaur Verlag, München 2002
- Solomon, Andrew: Saturns Schatten. Die dunklen Welten der Depression, S. Fischer, Frankfurt 2001
- Niklewski, Günter u.a.: Depressionen überwinden, Stiftung Warentest, Berlin 2003
- Hennig, Marita: Autogenes Training, Knaur Verlag, München 2003
- Fraser, Tara: Yoga für Einsteiger, Knaur Verlag, München 2004
- Feuerabendt, Sigmund: Natürliche Entspannung durch SAT, Knaur Verlag, München 2005

Verwendete Literatur

- Babyak, M. u. a. 2000, »Exercise Treatment for Major Depression: Maintenance of Therapeutic Benefit at 10 Months«, Psychosomatic Medicine, 62, 5, pp. 633-638.
- Dietrich, D. E., Emrich, H. M. 2005, »Zur modernen Therapie der manisch-depressiven Erkrankung«, Psychopraxis (im Druck).
- Dimeo, F. u. a. 2001, »Benefits from aerobic exercise in patients with major depression: a pilot study«, British Journal of Sports Medicine, 35, 2, pp. 114-117.
- Field, T. u. a. 1996, »Massage and relaxation therapies' effects on depressed adolescent mothers«, Adolescence, 31, 124, pp. 903-911.
- Field, T. 2002, »Massage therapy«, Med Clin.North Am., 86, 1, pp. 163-171.
- Gilbody, S. M. u. a. 2001, »Routinely administered questionnaires for depression and anxiety: systematic review«, BMJ, 322, 7283, pp. 406-409.
- Grawe, K. u. a.: Psychotherapie im Wandel: von der Konfession zur Profession, 4. Aufl., Hogrefe, Verl. für Psychologie, Göttingen [u.a.], 1995.
- Greden, J. F.: Treatment of recurrent depression, v. 20, 5. Aufl., American Psychiatric Pub, Washington, DC, 2001.
- Jorm, A. F. u. a. 2002, »Effectiveness of complementary and self-help treatments for depression«, Med J Aust., 176 Suppl, p. S84-S96.
- Lawlor, D. A., Hopker, S. W. 2001, »The effectiveness of exercise as an intervention in the management of depression: systematic review and meta-regression analysis of randomised controlled trials«, BMJ, 322, 7289, p. 763.
- Lemke, M. R., Bauer, M.: Affektive Störungen 38 Tabellen, Thieme, Stuttgart u.a., 2004.
- Marneros, A. u. a.: Das neue Handbuch der bipolaren und depressiven Erkrankungen, 115 Tabellen, aktualisierte Neuaufl. Aufl., Thieme, Stuttgart u.a., 2004.
- Müller-Oerlinghausen, B. u. a. 2004, »Wirkungen einer ›Slow Stroke‹-Massage als komplementäre Therapie bei stationären depressiven Patienten«, Dtsch. Med Wochenschr., 129, 24, pp. 1363-1368.
- Neumann, B.: Massage: die ideale Körpertechnik für Entspannung im Alltag und in der Partnerschaft, Südwest, München, 1999.
- Phillips, W. T. u. a. 2003, »Physical Activity as a Nonpharmacological Treatment for Depression: A Review«, Complementary Health Practice Review, 8, 2, pp. 139-152.
- Szegedi, A. u. a. 2005, »Acute treatment of moderate to severe depression with hypericum extract WS 5570 (St John's wort): randomised controlled double blind non-inferiority trial versus paroxetine«, BMJ, 330, 7490, p. 503.
- Ursano, R. J. u. a. 2004, »Practice guideline for the treatment of patients with acute stress disorder and posttraumatic stress disorder«, Am.J Psychiatry, 161, 11 Suppl, pp. 3-31.
- US-Department of Health and Human Services 1996, Physical Activity and Health: A Report of the Surgeon General.
- Wolfersdorf, M.: Depressionen verstehen und bewältigen; 3., neu bearb. Aufl., Springer, Berlin u.a., 2002.

Register

Impressum

Bibliografische Information: Die Deutsche Bibliothek
Die Deutsche Bibliothek verzeichnet diese Publikation in der Deutschen Nationalbibliografie; detaillierte bibliografische Daten sind im Internet über http://dnb.ddb.de abrufbar

Wichtiger Hinweis:
Die im Buch veröffentlichten Ratschläge wurden von Verfasser und Verlag sorgfältig erarbeitet und geprüft. Eine Garantie kann dennoch nicht übernommen werden. Ebenso ist die Haftung des Verfassers bzw. des Verlages und seiner Beauftragten für Personen-, Sach- und Vermögensschäden ausgeschlossen.

Bildnachweis:
Photo Disk

Projektleitung: Bettina Huber
Produktion (Redaktion, Herstellung, Satz): Buch & Konzept, A. Wehland, München
Fachredaktion: Stephanie Wenzel, München
Bildredaktion: Sylvie Busche (Ltg.), Margit Schulzke
Umschlagkonzeption: ZERO, München
Herstellung und Layout: Veronika Preisler
Reproduktion: Kaltnermedia, Bobingen
Druck und Bindung: Appl, Wemding
Printed in Germany

ISBN-13: 978-3-426-64219-1
ISBN-10: 3-426-64219-0